コロナワクチン
その不都合な真実

世界的権威が明かすmRNA ワクチンの重大リスク

アレクサンドラ・アンリオン＝コード
鳥取絹子［訳］

詩想社
— 新書 —

はじめに◎ＲＮＡ研究の第一人者がみた新型コロナワクチンの真実

私は遺伝学者で、英仏両国籍をもつ研究者だ。25年間にわたって、人類の遺伝子、とくにＲＮＡについて研究してきた。新型コロナワクチンに使われていることで注目されるようになったＲＮＡだが、私はこのＲＮＡが、環境によってどのように変化し、子どもの病気にどう影響するのかということを研究テーマとしてきた。

ハーバード大学医科大学院で神経内科医として働いたあと、フランス国立衛生医学研究所（ＩＮＳＥＲＭ）の主任研究員となった私は、それまでの研究によって世界中の学会などに招かれたりもした。

しかし、２０１５年、もっと低コストで倫理的かつ持続可能な研究をしなければならないと考え、アフリカのモーリシャスへ移住し、自分の研究所「SimplissmA（シンプリッシマ）」を立ち上げた。多くのメディアは研究所設立を祝い、好意的に報道してくれた。

そして、コロナ禍が訪れた。

この世界的な危機のなか、私は研究者として責任を感じ、義務感から多くの発言を行い、必要に応じて憤りを表明した。

するとメディアは一転、私を「極右」呼ばわりした。もちろん、私は極右ではないし、これまでどの政党にも属したことがなく、支持を表明したこともない。それにもかかわらず、原理主義者、セクトとまで報道された。当然ながら、そのどちらでもない。私はごく普通のカトリック信者で、五児の母だ。

このような非難の目的はただ一つ――私の信用を失わせ、黙らせることだ。なぜなら私はRNAの研究にかかわる者として、コロナワクチンの効果や安全性について、とても懐疑的だからだ。

それゆえ、私は「陰謀論者」と非難された。しかし、事実や数字を直視し、嘘偽りを告発することが「陰謀論者」なのだろうか？　しかも、ここで問題にしているのは天気予報やファッションについてではなく、数十億という人間の命と健康だ。

だからこそ本書ではみなさんに、新型コロナワクチンに使われている遺伝子ＲＮＡ、正確にはｍＲＮＡ（メッセンジャーＲＮＡ）について正しく学んでほしいと思っている。

さあ、真実を知る覚悟はできていますか？

コロナワクチン その不都合な真実◎目次

第1章 ウイルスよりもワクチンのほうが危険という現実

第2章 新型コロナワクチンに使われたRNAとは何か

第3章 RNAがもたらす医療の劇的な進歩

第4章 これだけある新型コロナワクチンの危険性

目　次

第5章

ワクチンの認可、製品化の過程に潜む重大なリスク

校正／文字工房燦光

第１章

ウイルスよりも
ワクチンのほうが危険という現実

かつてないほどの短期間で開発・製品化されたワクチン

新型コロナウイルスが出現した際、「世界はパニックに襲われた」といわれているが、現実はそれ以上だった。思い出してみてほしい。世界中のテレビは新型コロナウイルスのことしか話題にせず、ラジオも同じ話題を繰り返し、世界中の新聞の一面タイトルは来る日も来る日もこのテーマだった。

それがひと目でわかるのは、フランスの日曜紙『ジュルナル・デュ・ディマンシュ』２０２０年６月13日号の記事だ。「3月1日以降、感染症に関して新聞に掲載された記事は１００万件以上！(1)」。

テレビでは、新型コロナウイルスの特集番組が数百時間も放映された。しかもこれは、コロナ禍が始まって最初の3ヵ月間の話である。まさに地球全体が激しい不安に襲われていた。

当時、私たちは何を期待していたのだろう？　もちろん、危機から脱出することだが、そこで注目されたのがワクチンだった。新型コロナワクチンは私たちを危機から救い出す唯一の解決法として、各国政府から発表された。ワクチンの存在が私たちに希望を与えてくれたのは、たしかだ。

主な犠牲者となった高齢者は、恐怖と隔離の数ヵ月後、多くがワクチン接種を受けることになった。基礎疾患のある人など、重症化しやすいと考えられた人たちもまた、このワクチンに希望を見いだした。ありふれた希望ではない、生き残りの希望だ。

ワクチン開発は、新型コロナ危機の発生当初から、世界保健機関（ＷＨＯ）によって正式に要請されていた。２０２０年2月11日、ＷＨＯは各国政府のためにロードマップを作成している(2)。

研究者たちに要求されたのは以下の通り。

——第一に、研究を加速させる。光の速さ、かつて到達されたことのない速さで研究・開発を急ぎ、ワクチンの製造法を発見する。
——第二に、ワクチンの製造法が発見され次第、後遺症のリスクを研究する。
——第三に、これらのワクチンの有効性を評価するテストを考案する。

この通達を受けて、各国は各製薬会社と手に手をたずさえ、即時に要請に応じた。ロードマップが公表されてから、世界初の公式なワクチン接種まで動きは速かった。アメリカの場合、通達から10ヵ月後のちょうど同じ日だ。医薬品業界が新型コロナワクチンを研究・開発して発表したスピードは、まさに驚異的だった。

大手製薬会社の一つ、モデルナ社も手をこまねいていたわけではなかった。「2020年1月11日、ウイルスのゲノム配列が中国の科学者によってネット上で公表されたとき、アメリカ、マサチューセッツ州ケンブリッジに本社を置くモデルナ社のスタッフは、48時間後にはワクチンに対応できると考えていた[3]」と、モデルナ社は公表している。このコメントは2020年5月8日号の経済誌『フォーブス』に転載された。

しかし快挙はそこで止まらない。モデルナ社の研究チームがワクチン製造法を発見してからわずか42日後に、最初のワクチン候補のサンプルができあがっていることがわかっている。つまり私たちは、モデルナ社の研究スタッフがたった2日で製造法を発見し、わずか42日間で開発・製品化したワクチンを接種しているということだ。

ほぼ同時期、ドイツの製薬会社ビオンテック社の共同創始者で免疫学者のウール・シャヒンは、2020年1月25日に、たった1日――いや、わずか数時間で、自らワクチンの製造法を発見していた！　この情報は『ウォール・ストリート・ジャーナル』のポッドキャストで告知され、ついで、ビオンテック社のスポークスマンによって、ウェブサイト『ビジネス・インサイダー』の記事で確認されている。(4)つまり、ビオンテック社の場合もモデルナ社と同様、かつてない速さで、しかも有効な製造法が発見できているのだ。

結局、ワクチンはコロナへの感染、重症化を防げない

このｍＲＮＡ（メッセンジャーＲＮＡ）ワクチンが、人類をとてつもない不安から救い出したことはたしかだ。しかし、ワクチンに期待されていた多くの効果は本当に実現しているのだろうか？

当時、各国首脳によって、私たちは次のように告げられていた。

「希望がここにある、このワクチンに」[5]（フランス大統領エマニュエル・マクロン、２０２０年12月31日）。

「ここ数日、希望がみえてきた。最初のワクチンだ」[6]（ドイツ首相（当時）アンゲラ・メルケル、２０２０年12月31日）。

「ワクチンが意味するのは自由でも、個人の選択でもない、あなたとあなたのまわ

りの人を守ることだ[7]」（アメリカ大統領ジョー・バイデン、2021年9月9日）。

「パンデミックの拡大を防げるのは、ワクチン接種だけだ[8]」（ロシア大統領ウラジーミル・プーチン、2021年6月30日）。

「ワクチン接種をしないよう呼びかけることは、死のうと呼びかけることだ。ワクチンを接種しないと、病気になり、死ぬことになる。人を殺すことにもなる。ワクチン接種をしないと、病気になり、人に感染させ、誰かが死ぬ[9]」（イタリア首相（当時）マリオ・ドラギ、2021年7月22日）。


つまり世界中の大統領、首相、厚生大臣がそろいもそろって大声で、繰り返し、「ワクチンは救世主だ」と叫んでいたのだ。それは果たして本当だろうか？


ワクチンでパンデミックは終息しただろうか？　NO！

ワクチンでコロナウイルスの感染を防げただろうか？　NO！

ワクチンでコロナウイルスの再感染を防げただろうか？　NO！

ワクチンで他人への感染を防げただろうか？　ＮＯ！
ワクチンでコロナウイルスによる死を防げただろうか？　ＮＯ！

このワクチンは感染の流行を止めなかった。２０２３年1月10日の時点で、世界では１日で29万６９３６人もの新たな感染者を記録している。

このワクチンはコロナウイルスに一度ならず二度、さらには何度も感染するのを防げなかった。それを証明するのが２０２１年末、科学誌『サイエンス』に発表された研究だ。

アメリカの医療行政の退職者78万人を対象に、２０２１年２月から10月まで追跡した調査で、ワクチンによる感染防御率の平均はこの期間、86・９パーセントから43・３パーセントに落ちている。[10] したがって２０２１年11月23日、「ワクチンを接種したとしても、それでも感染するリスクはある」と発表したＷＨＯのテドロス事務局長は正しかったことになる。[11]

そもそも、各国首脳自身が、ワクチン接種をしても感染を防げないことを証明している。

ポーランドのアンジェイ・ドゥダ大統領はワクチン接種後、2022年1月に二度目の陽性。メキシコのアンドレス・マヌエル・ロペス・オブラドール大統領はワクチン接種後、2022年1月に陽性。イギリスのチャールズ国王もワクチン接種後、2022年2月に陽性。同じくモナコのアルベール二世公は2022年4月に陽性。カナダのジャスティン・トルドー首相は2022年6月に陽性。ブラジルのルーラ大統領も2022年6月に陽性。アメリカのジョー・バイデン大統領は2022年7月に陽性……。きりがないので、これ以上のリストは省略して、次のテーマに移ろう。

ワクチンは他者への感染も防いでいない。医学誌『ニューイングランド医学ジャーナル』2022年6月号に発表された最新の研究によると、ワクチンを接種していない人、1回だけ接種した人、複数回接種した人を同時に比較した調査では、「参加者のあいだで、ウイルス排出期間の中央値に大きな違いはみられなかった(12)」。

別のいい方をすれば、ワクチンを受けても受けなくても、接種が1回だけでも数回でも、ウイルスの保有者であれば、人に感染させる可能性があるということだ。

さらに話を先に進めよう。『欧州疫学ジャーナル』に発表されたハーバード大学の研究によると、ワクチン接種率とコロナウイルス感染者の増加には関係がないという。これは68ヵ国で行われた分析で明らかになったものだ(13)。

たとえばイスラエルとポルトガル、アイスランドでは、人口の60〜75パーセントがワクチン接種を完了している。それにもかかわらず、住民100万人あたりのコロナ感染者数がもっとも多いのは、なんとこれらの国だった。

明確にしておかなければいけないのは、この研究の日付は2021年9月30日、つまり多くの変異株が出現する前なので、この傾向はますます強まる一方ということだ。

もう一つ、南アフリカで行われた最新の研究で、『ニューイングランド医学ジャーナル』2022年9月号に発表された記事によると、実際、オミクロン株に対しては、ワクチンを2回接種しても3回接種しても、効果はないということがわかっている。入院を防ぐことができない(14)。つまり重症化するということだ。

ワクチン接種の危険性を示す世界各国のデータ

さらに、当然、ワクチンに期待されていたはずの安全性についても、はっきりしていない。ワクチン接種によって命を落としたり、人生をくつがえすような副作用が起こることはないのだろうか。

実際、ワクチン接種によって死亡にいたったり、後遺症が発生したりといった現象は世界各国で起きている。そもそも医療における基本原則は、「医療行為によって害を与えない」ということだ。この原則は世界中で共有されているはずなのだが……。

共有されているはずの原則がまったく異なっている、と私が痛感したきっかけがある。ファイザー社のワクチン関連資料サイトにアクセスした際のことだ。

サイトを読むと、なんと「データを閲覧できるのは75年と4ヵ月後」と判明した。そのサイトでわかるのは、わずか3ヵ月間の臨床試験結果だけ。その結果によると、ファイザー社は1日あたり約14人もの死者を記録している。正確には、2020年12月1日から2021年2月28日のあいだに、死者1223人と、好ましくない作用15万8893件が記録されている(15)。

実際、権威あるさまざまな医薬品安全監視機関——たとえばフランスの「国立医薬品・保健製品安全庁(ANSM)」、アメリカの「ワクチン有害事象報告システム(VAERS)」、欧州医薬品局(EMA)の「ユードラビジランス(薬品などによる有害事象反応報告)」、イギリス医薬品庁(MHRA)の「イエローカード・スキーム(患者副作用報告システム)」、オーストラリアの「有害事象通知データベース」、WHOの「ヴィジベース(個別症例安全性報告を集めたグローバルデータベース)」や「ヴィジアクセス」など——のデータを調べてみると、毎回、危惧すべきほど多数の好ましくない事象や死亡例が報告されている。

ちなみに、アメリカの「有害事象報告システム」でここ10年間のデータベースをみてみると、コロナワクチン接種開始後、死者がなんと4800パーセントも増加していることがわかる。

「ヴィジアクセス」をみると、コロナワクチン接種開始後の1年間だけで、好ましくない事象は、過去50年間に報告されたインフルエンザ副作用の総数の10倍に達している。現時点で報告されているのは、「1100万件の好ましくない作用と、7万件以上の死亡例(16)」だ。

同じくアメリカの「有害事象報告システム」の2022年9月9日付のデータベースでは、重症化したケースをみるだけで次のような数字を確認できる(17)。

- 死亡：3万人以上
- 入院：約17万7000人
- 救急処置：約13万5200人
- アナフィラキシーショック：約1万人
- 後遺症：約5万8000人

・心筋炎：約５万２０００人
・危篤状態：約３万４０００人
・深刻なアレルギー反応：約４万４７００人
・心筋梗塞：約１万６０００人
・帯状疱疹：約１万５０００人
・血小板減少症タイプの血小板疾患：約９０００人
・コロナワクチンと関係があるとみられる流産：約５０００人

ワクチン接種によって免疫機能が低下する

さらに、誰も話題にしないが、ＷＨＯのデータベースである「ヴィジアクセス」からは、これらコロナワクチンによる被害者は、大半が女性だということがみて取れる。被害者の割合は、女性３分の２に対して、男性は３分の１だ。

また、被害者の二人に一人はヨーロッパ人で、18～44歳の若年齢層では、コロナウイルスに感染するリスクのなかった人が、被害者の40パーセントを占めている。(18)

現在、数千にのぼる学術誌が、この種のワクチン接種後の疾患や死亡についての記事を掲載している。

これらの報告データは、ワクチン接種者のあいだでみられる免疫応答（外来物の体内への侵入を防御したり戦ったりして身を守る、免疫細胞による一連の反応）の崩壊や、再度ワクチンを受けるときの危険性についても警告している。これは2022年6月号の医学誌『ランセット』でも報告されている。

以下は、ある研究者が『ウイルス学ジャーナル』に書いた記事である。「最近、『ランセット』が新型コロナワクチンの有効性と、時間の経過とともに免疫が低下することについての研究を発表した。研究で明らかになったのは、新型コロナワクチンを2回接種して、8ヵ月経った人の免疫機能は、ワクチンを接種していない人より低いことだった。[19]欧州医薬品局の勧告によると、新型コロナウイルスのワクチンを複数回接種すると、免疫応答にネガティヴな影響があるということだ」。

そして、次のようにつけ加える。「安全のために、今後の追加接種は中断すべきである。結論として、新型コロナウイルスワクチンは、重症患者に重大な感染リスクのある要因である」。ワクチンを接種した人にとって免疫応答に不安があることや、接種回数を増やすとリスクがあること、さらには高齢者や基礎疾患のある人にとってもワクチン接種は危険であることが、これでわかっただろうか？

公開が求められている
モデルナ・ファイザー社の臨床試験データの中身

2022年7月12日、イギリスの医学誌『ブリティッシュ・メディカル・ジャーナル』で、ある研究者グループがモデルナ社とファイザー社双方の代表を相手に、臨床試験のデータを、実施計画などだけでなく、すべて公開すべきだと要求している。彼らがとくに懸念しているのは、提示された情報によると、ファイザー社とモデルナ社のワクチンはいずれも、接種した800人に1人の割合で、重大で好ましくない事象のリスクが高いという点だ。[20]

2022年8月31日、医学誌『ワクチン』に、成人のワクチン接種による深刻な副作用を評価した研究が紹介されている。[21]その研究がベースにしたのはWHOに属する非営利団体で、ワクチンの安全性を研究する世界的なネットワーク「ブライトン・コラボレーション」による副作用リストだ。

そこで初めて明らかになったのは、モデルナ社とファイザー・ビオンテック社の二つの研究を総括した結果、ワクチン接種者はプラシーボ（偽薬）のグループより、深刻な副作用の生じるリスクが16パーセント高いことだった。モデルナ社の研究では、ワクチン接種者1万人に対して15人が深刻な副作用に苦しんだ。ファイザー・ビオンテック社の研究では、リスクが発生したのは1万人に対して10人。したがって、二つの研究を総括して明らかになったのが、ワクチン接種後に重大な副作用が発生するリスクが16パーセント高まるということだ。

このことからいえるのは「ワクチンが緊急許可されたときのリスクと利益のバランスはネガティヴ——つまり、ワクチンがもたらす利益より重大な副作用のリスクのほうが高かった」ということだ。ちなみにこの研究に関連する重大な副作用については、本項の後半で詳しく述べる。

この研究は、当然のことながら注目を集め、ドイツではベルリンの有力日刊紙『ベルリーナー・ツァイトゥング』が興味を示し、2022年9月9日号でミュンスター大学の名誉教授で疫学者のウルリッヒ・ケイルにインタビューしている。彼は「この研究によれば、我々はｍＲＮＡワクチンによってコロナウイルスのリスクが明らかに増加するのを確認したことになる[22]」と説明している。

２０２２年9月12日には、ワクチンのほうがウイルスそのものより危険で、危険度は98倍にまでなるという、別の研究が発表された。

研究を行ったのは、ハーバード大学とジョンズ・ホプキンス大学の科学者で、発表されたのは研究論文などがアーカイブとして保存されているサイト「社会科学ネットワーク」だ。研究のベースにしたのはアメリカ疾病対策センター（ＣＤＣ）とそれぞれの大学の研究所のデータで、対象は18～29歳の若い成人だ。

そこで指摘されたのは、ワクチン再接種の義務化はかえって有害事象を引き起こす可能性があるというものだ。「感染歴がなく、新型コロナによる入院を回避した若い成人において、再接種による好ましくない事象が18～98件あると予想している[23]」。

とりわけ心筋症のリスクが危惧されており、研究者はこれらの害を「公衆衛生にとって重要な利益バランスを崩している」と判断し、「これらの害と自由の制限は(…中略…)均衡が取れておらず、利益より重大な副作用をもたらすおそれのあるワクチン接種の義務化は倫理的にも正しいとはいえない」としている。

ここで、これら有害事象の広がりをみてみよう。参考にするのは、前述のWHOのパートナー団体で、世界規模でワクチンの安全性を研究するネットワーク「ブライトン・コラボレーション」が公表している「特別に関心を払うべき好ましくない事象の優先的リスト」である。(24)

・血液疾患、とくに体内または体外の出血。血小板減少症、血液凝固障害、血栓症、血栓塞栓症、脳溢血。
・免疫障害。ワクチンによって重症化するアナフィラキシー、小児における多系統炎症症候群。

・急性呼吸窮迫症候群などの肺機能障害。
・急性心血管系障害。心筋炎、心膜炎、不整脈、心不全、心筋梗塞など。
・腎臓損傷、急性肝炎。
・神経障害。急性播種性脳脊髄炎、ギラン・バレーまたはミラー・フィッシャー症候群、無菌性髄膜炎、髄膜脳炎、全身性けいれん、顔面神経麻痺、嗅覚喪失症、無味覚症。
・皮膚疾患。多形紅斑症、脱毛症、しもやけ状損傷、皮膚血管炎。

ちなみにこのリストは、「新しいエビデンスが得られるごとに更新される」可能性がある。

ワクチンがもたらす危険な副作用リスト

これらの有害事象一つひとつについて詳しく述べることもできるが、時間の節約と、いたずらに不安を煽ることを避けるために、いくつかについてだけ説明することにする。

最初に触れたいのは、ワクチンを受けた女性にとっては今後、月経障害が重要な問題になりうるということだ。イスラエルの厚生省ならびにイタリアの医学誌『オープン・メディシン』（2022年2月号）によると、接種回数に関係なく、ワクチンを接種した女性の10～65パーセントがこの症状に関係している[25]。

また心筋炎や心膜炎などの心疾患の発症は、19～39歳の若年男性にとって、mRNAワクチンを接種した回数と関連性があることもわかっている。この関連性は各国さまざまな世代で確認されており、うち公表されているのはアメリカ（2022年1月）、北欧諸国（2022年4月）、イスラエル（2022年4月）だ。

アメリカと北欧諸国については医学誌『ジャーナル・オブ・アメリカン・メディカル・アソシエーション』で、イスラエルについては科学誌『ネイチャー』で、データが公表されている。[26] なお、このリスクは接種回数だけでなく、年齢によっても高くなる。たとえば12〜15歳の子どもでは、ファイザー社製のワクチンを2回接種すると心筋炎のリスクが133倍にもなる。

もう一つ、深刻な副作用としてあげられるのが神経障害だ。なかでも神経変性から認知症になる神経障害は、ワクチン接種後にもっとも多くなることが、公式なデータベースに報告されている。ちなみに前述のWHOの「ヴィジアクセス」のサイトには、170万件の神経障害がリストアップされている。[27]

具体的には、脳梗塞型の脳血栓、脳静脈血栓症、アルツハイマー型認知障害や記憶障害、感覚障害型の末梢神経障害、ベル麻痺症（ウイルス感染や自己免疫疾患によって引き起こされる突発性顔面神経麻痺）、てんかん、ギラン＝バレー症候群型の免疫性神経障害、そして横断性脊髄炎などだ。

将来を見すえた研究として、炎症性脱髄疾患に関するものもある。これはきわめて重大な病気で、その研究によると、患者の8・5パーセントに、コロナワクチン接種後の数ヵ月間で初期症状の進行がみられた[28]。

さらにもう一つ、2021年5月号の医学誌『アクタ・ニューロロジカ・スカンジナビア』では、神経学的な副作用を総括している。ほかにも2021年6月号の医学誌『キュリアス』、2021年9月4日号の『神経ジャーナル』、2021年10月号の『欧州神経ジャーナル』が、ワクチンと神経障害に関する記事を掲載している。

最後に、2022年に発表された記事では、研究の対象になった患者の57パーセントが、ワクチン接種直後に神経障害が進行したことが明らかになっている[29]。この種の例は枚挙にいとまがないのだ。

ワクチン接種の推奨をやめはじめた世界各国の動き

私は、mRNAワクチン供給元企業のサイトを訪れ、副作用のリストにアクセスできるかどうかを試してみた。ファイザー社のサイトで、リストにつながると思われるページを開き[30]、クリックしたところ、別のサイトに飛んだ。そこで私は個人情報を登録しなければならず、それをすませて別のリンクが届くのを待つのだが、いまだに待っている状態だ。

自分のパソコンに問題があるのかもしれないと思った私は、多くの知り合いに声をかけ、ファイザー社のサイトで同じことを試してもらった。結果は同じ。結局、誰もリストにアクセスすることはできなかった。

それでも、もう少しファイザー社のサイトにとどまってみよう。そう思ってサイト上で情報を探し求めていると、別の興味深い情報をみつけた。どのページにも細いバナーがあらわれ、こう書かれている。

「ワクチンは接種した人たちを完全に守るものではなく、感染の治療や合併症の軽減にも適応していない」。

要するに、「私たちはワクチンで完全には守ってもらえない」ということだ！　しかし、ワクチンは感染の治療をしてくれない？　合併症も軽減しない？　だとしたら、このワクチンはいったいなんの役に立つのだろう？

ファイザー社のサイトを読み続けていると、よくあるQ＆Aのページがあった。

「Q：なぜワクチンを接種しなければいけないのですか？」(31)

この質問に対するファイザー社の答えは以下の通り。

「A１：あなたを助けてあなたを守り、それによってあなたの仲間も守るためです」。

しかしサイトのバナーで理解したところによると、ワクチンは守ってくれないのでは？

「Ａ２：副作用の多くは、通常は軽いか穏やかなもので、長くは続かないからです」。

この説明で安心していいのだろうか？　そもそも、「通常は」とは？

これがファイザー社の考えるワクチンの安全性だ。国民へのワクチン接種を決断した各国政府は、おそらくこのリストをみていないのだろう。そう考えれば、理解できなくもない。なぜなら、各国はワクチン接種を計画した時点で、安全性のデータを集めているはずだし、安全性を調べたうえでワクチン接種を推進しているはずだからだ。

残念ながら、ワクチンが安全ではないという情報をみつけるのは、ほぼ不可能だ。一般大衆にとってだけでなく、私のような研究者にとっても難しいのだから。

正確にいえば、いくつかの国々はこのサイトをみつけていたようだ。その一つ、スコットランドは長くこれらの情報を一般に公開していたのだが、公開を中止する決断を下した。公式な理由は、「ワクチン反対派に情報を与えないため」である。(32)

同様に、アメリカも一般に公開していたのだが、こちらは少し変わったやり方だった。２０２２年9月12日、アメリカ疾病対策センター（ＣＤＣ）所長のロシェル・ワレンスキーは、「ＣＤＣが２０２１年当初からワクチンの安全性を監視していたと断言していたのは間違いで、監視を始めたのは、実は２０２２年３月からだった」と、文書で公式に認めている。[33]

デンマークは２０２２年9月13日から、50歳以下にはワクチンを推奨しないことをつけ加えた。[34] スウェーデンも２０２２年11月１日から、18歳以下にはワクチンを推奨していない。[35] 同じく、イギリスも２０２２年9月から、12〜15歳には推奨していない。[36]

これらの国々ではワクチンが不足しているのだろうか？　もちろん、そうではない。各国政府は、子どもたちにとってワクチンは利益よりリスクのほうが高いことを知っているのだろうか？　そう信じたいところだが……若者とくに子どもたちのワクチン接種についてはあとで触れるとして、その前に、ワクチンに使われているＲＮＡとは何か？　もっと掘り下げてみよう。というのも、コロナ禍から脱出するために、私たち人類はこのＲＮＡにすべてを賭けたからだ。

(1) https://www.lejdd.fr/Societe/coronavirus-plus-dun-million-darticles-sur-lepidemie-ont-ete-publies-dans-la-presse-depuis-le-1er-mars-3974500
(2) https://www.who.int/publications/m/item/covid-19-public-health-emergency-of-international-concern-(pheic)-global-research-and-innovation-forum
(3) https://www.forbes.com/sites/leahrosenbaum/2020/05/08/fueled-by-500-million-in-federal-cash-moderna-races-to-make-1-billion-doses-of-an-unproven-cure/
(4) https://www.businessinsider.com/pfizer-biontech-vaccine-designed-in-hours-one-weekend-2020-12?r=US&IR=T
(5) https://www.bfmtv.com/politique/emmanuel-macron-sur-le-vaccin-contre-le-covid-19-l-espoir-est-la_VN-202012310213.html
(6) https://www.leparisien.fr/international/covid-19-l-allemagne-affrontera-encore-des-temps-difficiles-met-en-garde-merkel-dans-ses-voeux-31-12-2020-8416738.php
(7) https://www.lunion.fr/id291537/article/2021-09-10/biden-etend-la-vaccination-obligatoire-aux-deux-tiers-des-travailleurs
(8) https://ici.radio-canada.ca/nouvelle/1805545/covid-variant-delta-poutine-vaccination-obligatoire-politique
(9) https://www.euractiv.fr/section/l-europe-dans-le-monde/news/ne-pas-se-vacciner-cest-appeler-a-mourir-selon-le-premier-ministre-italien/
(10) https://www.science.org/doi/10.1126/science.abm0620?url_ver=Z39.88-2003&rfr_id=ori:rid:crossreforg&rfr_dat=cr_pub%20%200pubmed#T1
(11) https://www.who.int/director-general/speeches/detail/who-director-general-s-opening-remarks-at-the-media-briefing-on-covid-19---24-november-2021
(12) https://www.nejm.org/doi/full/10.1056/NEJMc2202092
(13) https://www.ncbi.nlm.nih.gov/pmc/articles/PMC8481107/
(14) https://www.nejm.org/doi/full/10.1056/NEJMc2210093
(15) https://phmpt.org/wp-content/uploads/2021/11/5.3.6-postmarketing-experience.pdf
(16) https://vigiaccess.org/
(〃) http://medicalcrisisdeclaration.com/
(〃) https://www.gov.uk/government/publications/coronavirus-covid-19-vaccine-adverse-reactions/coronavirus-vaccine-summary-of-yellow-card-reporting
(〃) https://www.adrreports.eu/en/index.html
(〃) https://apps.tga.gov.au/Prod/daen/daen-entry.aspx
(〃) https://www.health.gov.au/health-alerts/covid-19/case-numbers-and-statistics?language=und#covid 19-summary-statistics
(〃) https://www.medalerts.org/vaersdb/findfield.php?EVENTS=on&PAGENO=8&PERPAGE= 10&ESORT=&REVERSESORT=&VAX=(COVID19)&VAXTYPES=(COVID-19)&DIED=Yes
(17) https://openvaers.com/
(18) https://vigiaccess.org/
(19) https://virologyj.biomedcentral.com/articles/10.1186/s12985-022-01831-0

(〃) https://www.thelancet.com/journals/lancet/article/PIIS0140-6736(22)00089-7/fulltext
(20) https://www.bmj.com/content/378/bmj.o1731/rr-0
(〃) https://pubmed.ncbi.nlm.nih.gov/35537987/
(21) https://pubmed.ncbi.nlm.nih.gov/36055877/
(22) https://www.berliner-zeitung.de/gesundheit-oekologie/nebenwirkungen-wir-sehen-eine-absolute-risiko-erhoehung-durch-die-mrna-impfung-li.265003
(〃) https://aitia.fr/erd/effets-indesirables-nous-constatons-une-augmentation-absolue-du-risque-avec-la-vaccination-arnm/
(23) https://papers.ssrn.com/sol3/papers.cfmPabstract_id=4206070
(24) https://brightoncollaboration.us/wp-content/uploads/2020/11/SPEAC_SO1_2.2_2.3-SO2-D2.0_Addendum_AESI-Priority-Tiers-Aug2020-v1.2.pdf
(〃) https://www.who.int/teams/regulation-prequalification/regulation-and-safety/pharmacovigilance/networks/vaccine-safety-net/vsn-members/brighton-collaboration
(25) https://www.i24news.tv/fr/actu/coronavirus/1644423509-israel-coronavirus-10-des-femmes-rapportent-des-cycles-menstruels-irreguliers-apres-la-3e-dose-de-vaccin-etude
(〃) https://www.ncbi.nlm.nih.gov/pmc/articles/PMC8919838/#!po=36.9718
(26) https://jamanetwork.com/journals/jama/fullarticle/2788346
(〃) https://jamanetwork.com/journals/jamacardiology/fullarticle/2791253
(〃) https://www.nature.com/articles/s41598-022-10928-z
(27) https://vigiaccess.org/
(28) https://pubmed.ncbi.nlm.nih.gov/36037757/
(29) https://pubmed.ncbi.nlm.nih.gov/34750810/
(〃) https://www.cureus.com/articles/93533-chronic-inflammatory-demyelinating-polyneuropathy-post-mrna-1273-vaccination
(〃) https://pubmed.ncbi.nlm.nih.gov/34480607/
(〃) https://pubmed.ncbi.nlm.nih.gov/34668274/
(〃) https://pubmed.ncbi.nlm.nih.gov/36366936/
(30) https://www.pfizerbiontechvaccine.ca/fr/why-get-vaccinated-against-covid-19
(〃) https://pfizerbiontechvaccineca-preview.dev.pfizerstatic.io/fr/faq-misconceptions#vaccine-first-accrodian
(31) Ibid
(32) https://www.scotsman.com/health/coronavirus/anti-vaxxer-concerns-force-removal-of-deaths-by-vaccine-status-data-3571856
(33) https://www.documentcloud.org/documents/22309653-walensky-letter
(34) https://www.sst.dk/en/english/Corona-eng/Guidelines-vaccination-and-disease-prevention/Vaccination
(35) https://www.folkhalsomyndigheten.se/nyheter-och-press/nyhetsarkiv/2022/september/rekommendation-om-allman-vaccination-mot-covid-19-for-barn-1217-ar-tas-bort/
(36) https://www.ouest-france.fr/sante/vaccin/royaume-uni-pas-de-vaccin-anti-covid-pour-les-12-15-ans-en-bonne-sante-2e9bed2e-0ccf-11ec-8f66-1caeab7b63b1

第２章

新型コロナワクチンに使われたRNAとは何か

二つの遺伝物質、DNAとRNAが私たちの身体をつくっている

これからページが進むにつれ、みなさんはRNA（リボ核酸：DNAとともに遺伝物質である核酸の一つ）とは何かを理解していくことになる。複雑で難解なテーマだと思われるかもしれないが、そんなことはない。科学はすべての学問と同じように、シンプルに説明することができる。私も本書ではシンプルにわかりやすく説明していくつもりだ。

というのも、次のような疑問に答えるためにも、このRNAを理解することはきわめて重要だからだ。

「RNAを使ったワクチンを接種するのは、正しい判断に基づいているのだろうか？」。

もっとはっきりいおう。
「私たちは、未熟な魔法使いの弟子が習ったばかりの魔法を使うような危険をおかしているのではないだろうか？」。

ＲＮＡは、お菓子のミルフィーユのように千の顔をもつ遺伝物質だ。衣類にたとえていうとショートパンツと同時にシャツであり、コートやハンカチ、雑巾などいろいろなものに形を変えることができる。また、オーケストラでいえば、指揮者や演奏家、観客などさまざまな役割をこなすことができる。ますますわからなくなっただろうか？

もう少し我慢してほしい。ページが進むにつれ、これらすべてのイメージが、ＲＮＡのもつ、多様な面を明らかにしてくれる。
分子は生命の基本、私たちの身体の基本である。分子が、私たち人間をつくり、猫やリンゴ、植物などをつくっている。そして遺伝物質ＤＮＡとＲＮＡは、私たちの身体に生息する膨大な数の分子の一部である。

私たちはＤＮＡとＲＮＡ、そしてタンパク質でつくられている。これが、私たちの原材料なのだ。それらは、私たちの両親とそのまた両親、さらには祖先から連綿と受け継がれてきた。
実際、私たちは父親と母親のＤＮＡが融合した結果、存在している。ＤＮＡに加えて、同じく両親から受け継いだＲＮＡとタンパク質の一群が一つの細胞に含まれている。そこから私たちはほかのＲＮＡとタンパク質をつくり出すことができ、そうして私たちの細胞すべてが生成されることになるのだが、そこで指令を出しているのがＤＮＡだ。

各個人はそれぞれ唯一無二に融合された生物で、それがよくわかるのが、兄弟姉妹がいても完全に同じではないことだ。それでも、それぞれ同じ父親と母親のＤＮＡからつくられている。この奇跡に、私はいつも驚嘆する。人と出会うたびに、話をして知り合うことをすばらしいチャンスだと思っている。たとえ、気が合わなくてもいいのだ。なぜならその人はこの世で唯一無二の存在なのだから。少し大げさだが、人類の歴史を通して、その人と同じ人は過去にはおらず、未来にも決して存在しないのだ。

私たち自身のアイデンティティ・特異性は、ＤＮＡとＲＮＡのおかげで成り立っている。この二つの遺伝物質が、私たちの身体構造を完成させ、生きていくためのプログラミングを行っている。ＤＮＡとＲＮＡが私たちの身体組織や生殖機能を請け負っており、その意味で中心的な役割を果たしている。

以上が、ＤＮＡとＲＮＡの類似点だ。次項ではその違いをみていこう。

DNAとRNAの違い

まず、姿形からいうと、DNAとRNAは同じではない。RNAは一本鎖《いっぽんさ》の分子で、ときに二本になることはあっても、通常は一本なのに対し、DNAはつねに二《に》本鎖《ほんさ》(二重らせん)である。

DNAとRNAは糖によって構成されているが、この糖はよく知られたブドウ糖ではなく、リボースという糖(糖の一種。DNAやRNAを構成するヌクレオチドの構成要素)である。DNAの場合、デオキシリボースと呼ぶのは、酸素原子がRNAより1個少ないからだ。この違いから、DNAはデオキシリボ核酸、RNAはリボ核酸とそれぞれの名前が生まれている。

また、この二つはそれぞれ固有の言語を使う。その言語は非常に近く、補完的ではあるが、それでも違いがある。これについてはあとで説明しよう。

さらに、DNAは安定しているのに対し、RNAは不安定な存在であり、したがって脆弱な部分がある。これはRNAが一本鎖であるという構造で説明できるほかに、もう一つ、私たちの身体のあちこちにいるRNAが、その役割や環境によってつねに変化するという理由もある。RNAのなかには、私たちの一瞬の要求に応じて衰退、つまり分解してしまうものもあるのだ。

DNAはつねに核やミトコンドリアのなかにとどまっており（核DNA、ミトコンドリアDNA）、それは細胞の遺伝情報の金庫であり、エネルギーの産生所だ。対して、RNAは細胞のなかにも外にもいたるところへと動き回る。

それぞれの役割は、RNAは調整で、DNAはストックするということで、それぞれ異なっている。RNAは調整役として、あらゆるシステムとコミュニケーションを行う。DNAとも、タンパク質とも、同族のRNAのなかでもだ。

多様な形、さまざまな種類があるRNA

ここまでの内容をよりよく理解するために、パソコンにたとえてみよう。パソコンには1個のハードディスクがある。DNAはこのハードディスクだ。パソコンにはまた、外回りの目に見えるもの、私たちが使うものもある。キー、キーボード、マイク……などだ。これらはタンパク質になる。この二つのあいだにあるのがRNA、別のいい方をすると、DNAとタンパク質の接続部すべてにあたり、パソコンの構成要素すべてをつなぐものだ。

もちろん、人間の体内では接続部とはいわず、調整役であり、このおかげで私たちはすべてに対応することができる。そしてこの調整――すなわち微生物や食べ物、薬、汚染物質などとのさまざまな出会いに応じて必要な修正を施すのがRNAだ。

敵も味方も含めて、私たちに関わるすべてとの出会いを調整する。要するに、RNAはパソコン本体である身体が、うまく機能するように働くのである。

パソコンを動かすには、電力が必要だ。これも私たちの体内、あらゆる細胞のなかに存在している。ミトコンドリアと呼ばれる小さなエネルギー発電所で、それが私たちのエネルギーを産出している。

また、パソコンを完全に作動させるには言語なしでは始まらない。パソコンの言語は二進法で、二つの数字でできているのに対し、私たちの身体を機能させるのは遺伝子の言語で、次のように4文字からできている。

・DNA：A（アデニン）、T（チミン）、G（グアニン）、C（シトシン）
・RNA：A（アデニン）、U（ウラシル）、G（グアニン）、C（シトシン）

この二つが非常に似ていて、補足的な存在であることがわかるだろう。DNAとRNAは、まるでファスナーのようにお互いを補足して、結びつくことができるのだ。

さらにこれらの文字には、160近くの化学的修正が存在するとされている。たとえるならさまざまに異なる１６０色の火の色のようだ。これらの修正文字は、いたるところに存在し、かつ非常に重要なもので、精子や卵子の発達にも、細胞のなかでの信号の送信にもかかわっている。

最後に頭に入れておかなければならないのは、ＲＮＡは多様な形で存在するということだ。一本の線でいることもあれば、らせん状や、環《わ》になっていることもある。したがってＲＮＡのファミリーは非常に多い。ＲＮＡの長さが長いものもあれば短いものもあり、円形のものもあり、その他諸々が存在する。重要なＲＮＡをあげるだけで、次のようなリストになる。

tRNA、rRNA、microRNA、siRNA、shRNA、piwiRNA、eRNA、lncRNA、snRNA、snoRNA、scaRNA、circRNA、vtRNA、yRNA、リボザイム（触媒として働くＲＮＡ）、ほかのＲＮＡの宿主のＲＮＡ……。

そしてもちろん、ｍＲＮＡ（メッセンジャーＲＮＡ）だ。かの有名な、コロナ禍が訪れてから頻繁に耳にしたｍＲＮＡ。これについては、４章で説明するつもりだ。

RNAがもつ未知の可能性

この機会を利用して、比較的最近発見された小さなRNAの一つを紹介してみよう。その名もmicro（マイクロ）RNA。その役割についてはまだ完全には知られていないが、非常に重要であることがわかっている。

なぜならガンやその他の重病の場合、マイクロRNAの位置が異常だからだ。そこで一つの疑問がわいてくる。マイクロRNAは病気の原因なのだろうか、それとも病気と戦っているのだろうか？　そしてそれは私たちにとってよいことなのか、悪いことなのか？

「マイクロ」という名が示す通り、このRNAは非常に小さい。というのも遺伝子の文字が20くらいしかないからだ。非常に小さなRNAであるにもかかわらず十分な特異性があり、何万という遺伝子のなかから調整が必要なものをピタリと釣り上げる。この偉業が果たせるのは、先に話した遺伝子の言語ならではの補完性のおかげである。結局のところ、マイクロＲＮＡはきわめて重要な調整器なのである。細胞の増殖と成長や、胚の発達、組織の分化（たとえば一つの細胞が目になるか心臓になるか）の調整、そして細胞の死にもからんでいる。

研究者はみんな、これらＲＮＡが希望に満ちた存在だということで意見が一致している。なぜなら、仮にその役割が害を及ぼすことであっても、私たちはそれらのＲＮＡに狙いを定め、無力化することができるからだ。大きな声ではいえないが、私たち人類はおそらく、知識が上積みされるたびに、すべてを思うがままにコントロールすることができるようになるだろう。

ところで、私がこれらＲＮＡについて、ページを割いて伝えるのには理由がある。みなさんがメディアで、「新型コロナワクチンに使われているｍＲＮＡ」についてては完全に解明されていると耳にしたら、それは嘘だと知ってもらうためだ。

ＲＮＡの多様な形、そのはかりしれない能力、修正力、変化に富んだ役割、いたるところに存在するという事実――これらすべての要素を知れば、ＲＮＡについてすべてがわかっているとは間違ってもいえないだろう。

もちろんＲＮＡについてはわかっていることも多いのだが、すべてが完全に解明されているわけではない。ｍＲＮＡを使ったワクチンが、私たちの身体にどのような影響を与えるのか、長期的・中期的・短期的にも、わかっているとはとてもいえないのだ。

しかし、ここでその問題はいったん置いておくことにしよう。いまはそれより、ＲＮＡについて、私が知っていることをみなさんに伝えたい。ＲＮＡがどんなに天才的にすぐれていて、才能豊かで、ファンタスティックな存在か……次の章に進めばわかってもらえるだろう。

第3章

RNAがもたらす医療の劇的な進歩

ＲＮＡは医療診断における強力なツール

　ＲＮＡは間違いなく非常にすぐれた分子である。ほかのどの分子にもない将来性が備わっているからだ。ＲＮＡは行動力の塊だ。ＲＮＡが存在しなければ、ＤＮＡは生気のないただの化石であり、タンパク質も何もつくり出さないだろう。

　ＲＮＡにはまた、医療における診断や治療面でも将来性がある。さらにいうと、ＲＮＡに関する研究は、１９１０年から２０２０年のあいだにノーベル賞を16回も受賞、うち９回がノーベル生理学・医学賞、７回が化学賞である(1)。

　ＲＮＡは環境に敏感に反応し、あらゆる調整の中心になっている。そのため、ＲＮＡは多くの病気の診断の元となっている。感染症（新型コロナウイルスのＰＣＲ検査は、ウイルスのもつＲＮＡを調合したもの）、遺伝疾患、神経症、ガン等……。

ＲＮＡは、診断を確立するためのツールなのだ。

２０１７年、マサチューセッツ工科大学（ＭＩＴ）の研究スタッフが、未知の遺伝性筋疾患の患者50人のＲＮＡのゲノムを、初めて分析した。[2] 実は、それまでＤＮＡによる遺伝子検査を入念に行ったにもかかわらず、変異はいっさいみつからなかった。ところが、初のＲＮＡのゲノム分析のおかげで、これらの患者の３分の１で、それまで検出できなかった変異を特定することができた。これまで解明できなかった謎を解決するＲＮＡの力が、この研究で明らかになったのだ。

一般に、診断は採血をしてから、それに含まれるタンパク質を元に行われる。しかし病気の根本に取り組むには、タンパク質よりＲＮＡをベースにした診断を確立するほうが望ましい。

なぜなら、ＤＮＡの遺伝情報をＲＮＡがコピーして伝えることによってタンパク質がつくられるからだ。つまり、順番としてはＲＮＡのほうがタンパク質より先なのだ。したがってＲＮＡのレベルまでさかのぼることによって、結果だけでなく、病気の原因にアクセスするチャンスが増えることになる。

先に紹介した遺伝性筋疾患患者の例では、この病気の問題は筋肉の内部にある。筋肉内のＲＮＡ変異を特定したことで、これらの変異を直接狙えば、症状を単に緩和する代わりに、病気の原因を攻撃できることになる。病気という「結果」を治療するだけで満足することは、ホコリをカーペットの下に隠すのと同じで、病気がまた再発するリスクがある。

ここで急性白血病（血液のガン）を例に挙げよう。ときに子どもを襲う、治療法が確立していない病気だ。２０２１年、研究者たちはＲＮＡを調べてこの病気を研究した。患者である子どもたちから１５００件のＲＮＡを採取して回収、驚いたことに、思ってもいなかった場所で偶然、特定のＲＮＡをみつけたのだ[3]。この異常性は、運よく、治療法がわかっているほかのガンでもみつかり、この発見によって治療法が判明した。これは典型例だが、ＲＮＡを研究すると診断につながり、新しい治療の道が開ける証拠である。

いまや、唾液に含まれるRNAで多くの病気が診断できる

私は痛みをともなう侵襲的（手術のような生体内の恒常性を乱す事象。生体を傷つけること）な診断や治療が好きではない。だから当然、ほかの選択肢があるなら、採血や内部組織の検査、注射はなんであれ避けるだろう。理由は、次の三つ。

一番目の理由は、治療において、患者に痛みを与えたくないからだ。

二番目の理由は、侵襲的な処置は、診断でも治療でも、決して無害ではないからだ。ヘタをすると合併症を誘発することもあり、このことは研究者のあいだでもよく知られている。

三番目の理由はひと言につきる――「唾液」の存在だ。

唾液があれば、侵襲的な検査はいらない。私たちの唾液のなかには、RNAやさまざまな微生物が含まれており、それらによって非常に多くの診断が下せるのだ。それも、身体のあらゆる部分についての診断だ。

主に三つの唾液腺（耳下腺、顎下腺、舌下腺）によって分泌される唾液は、私たちの栄養状態やストレス、細胞の健康状態を反映している。たとえば、ガンやアルツハイマーなどの神経症の発生を早期に知らせてくれることがある。

唾液は、私たちの腸や肺の微生物の貯蔵庫でもある。薬の効力や、毒性を知らせ、ウイルスによる感染のケースでは、患者の臨床状態だけでなく、免疫応答や、さらにはそのウイルスのもつ伝染性まで明らかにしてくれる。

それなのに、新型コロナウイルスの検査では唾液を調べるより、綿棒を鼻の奥深く咽頭まで突っ込んで調べる方法を選んでいた。これはいい考えではなかった。痛みをともなううえに、ときに頭痛や出血、ほかの不愉快な症状を誘発するだけでなく、この異物が脳の入り口を突っつき、最悪の場合「頭蓋底前部」を損傷するリスクまであるからだ。

このことは、フランス医学アカデミーが2021年4月に発表したプレスリリースのタイトルからも一目瞭然だ。すなわち「鼻咽頭の採取はリスクあり！」[4]。そこでは、「子どもの場合、安全のために唾液の採取を優先する」と勧告されていた。

このプレスリリースは、明らかに遅きに失した感がある。というのも私たちは、2020年8月に発表されたメタ分析（このテーマに関連する出版物すべてをレビューしたもの）[5]が、新型コロナウイルスの診断では唾液を調べるほうが有益としていたことを、すでに知っていたからだ。しかし、権威ある機関がようやく勧告したことには、敬意を表することにしよう。遅くなっても何もしないよりはましだ。

現在もなお、新型コロナウイルスの診断について、唾液を採取するほうが有効であることを示す研究や、鼻咽頭での採取の危険性を証明するものが発表されている。ついでにいうと、フランスではいまだに学校など、唾液の採取を受け入れていないところがある。非感染者を証明できないというのだが、これはこのテーマに関する研究すべての逆をいっており、権威ある機関の勧告にも反している。

興味深いのは、少し前まで、医師は診察するのに私たちに舌を出させ、舌と唾をチェックしていたことだ。現在もなおアジア地域では、医師が患者の健康状態を推察するために最初に行っている。つまり舌と、それが浸っている唾液を「読む」のだ。唾液の濃さ、匂い、味覚の状態は、健康状態をよく示してくれる。

15世紀以前に中国の医師が始めたとされる、この昔ながらのやり方の有効性は、最近になって分子生物学の研究で科学的にも確証された。唾液に含まれるRNAのおかげで、正確かつ侵襲的ではない診断ができるのだ。私が、RNAが天才的な存在だと考えるゆえんである。

私が唾液を重視するのは、入手が容易だからだ。とはいえ、RNAは唾液だけではなく、どんな体液にも含まれるため、診断に活用できる。尿、精液、母乳、汗、涙などだ。

ガン治療では、この特徴が新しい診断法への道を切り開いている。現在まで、ガンをデータで裏づけるためにもっとも一般的なのは、昔ながらの生体組織の小片を外科的に採取する方法だ。しかしながら、生体組織の採取はきわめて難しい。そのため、体液内のRNAを検出・活用することによって、信頼できる代替医療を患者に提供できることになる。これはまた、組織採取後に発生しがちな感染症や痛み、出血などの合併症を避けることもできる。しかし現時点で、唾液をはじめ体液の活用がいまだ限定的なのは、残念でならない。

最後に、みなさんが納得できる例を紹介しよう。これまで前立腺ガンを検査するために、患者は定期的に病院へ行かなければならなかった。そこで直腸を触診され、特定のマーカーを調べるために尿を回収されていたのだ。

しかし最近、研究者たちはこの方法の負担を軽減するため、自宅で検査を継続することを提案した。患者は自宅で尿を回収し、それを研究所へ送って、ＲＮＡ検査をしてもらうのだ。こうしてわかったのは、尿の回収場所が病院であっても自宅であっても、診断は可能だということだった(6)。

したがって侵襲的な診断や治療は、もはや義務ではない。前立腺ガン以外でも、このような検査を検討できるはずだ。たとえば膀胱や腎臓の悪性腫瘍、尿路感染症等にも適しているだろう。

RNAがもたらす何世代にもわたる遺伝

仮にDNAが私たちの遺伝の大半を構築しているとしても、DNAだけがすべてをコントロールしているわけではないことが、現時点でわかっている。

要するに、遺伝はDNAだけが関係しているのではなく、RNAも関係しているのだ。そしてRNAは、遺伝においてさまざまな「変化」をもたらしている。

それを実際に体現しているのが双子である。双子は同じDNAを共有しているはずなのに、一人が病気を発症しても、もう一人は必ずしも同じ病気にはならない。それはなぜか?

答えは、環境によって遺伝子が介入するところにある。この介入を、科学者は「エピジェネティクス（後成遺伝学。DNAの塩基配列を変えずに遺伝子の働きを変化させる仕組み・学問のこと）」と呼んでいる。

ここでいう環境とは、私たちを取り囲むすべてのもの。私たちのすべてが、遺伝子の情報によって翻訳されるのだ。子宮内にいる胎児の時点ですでに、母親が体験していること、食べているもの、そのときに摂取している薬が、私たちのエピジェネティクスを変化させている。ペットと一緒に育つ、病気になる、家にこもりがち、スポーツをする、などあらゆることが私たちのエピジェネティクスを変化させ、必然的に私たちの健康や、病気のリスクに影響を与えることになる。

ＲＮＡは、いわばエピジェネティクスの「グランド・マスター（偉大なる達人）」だ。ヨガや瞑想が健康に直接的な影響を与えるのは、血液や脳の細胞のなかにある特別なＲＮＡの一部を変えるからである(7)。

ＲＮＡがエピジェネティクスの達人だという例を挙げよう。女の子が生まれるとき、その子は母親由来のＸ染色体一本と、父親由来のＸ染色体一本を回収している。そこへ、Ｘｉｓｔという名前の一個の長いＲＮＡが、前もってどちらかはわからないのだが、二本のうちの一本のＸ染色体を覆い隠し、それを不活性化してしまうのだ（ちなみに、染色体はＸＹが男性で、ＸＸが女性とされているが、Ｘ染色体を二本もつ女性は、どちらかの染色体の働きを停止させないと生存できないとされ、そのため一本は不活性化されている）。

これでおわかりだろう。このＸｉｓｔというＲＮＡには一本の染色体を不活性化させ、それを覆い隠す能力があるのだ。これが、エピジェネティクスである。私たちを取りまくすべてに反応し、そして適応する力はまさに天才的といえるのではないだろうか？

ＲＮＡを研究していると、精神的・感情的な側面があることも明らかになり、興味がつきない。実際、トラウマ的な出来事があると、精神的な傷が残ることがあるのは、誰もが知っている。

実は、少し前から、いつまでも続くトラウマ的記憶には、精神だけでなく、生理学や身体もかかわっているということがわかっている。そこでもまた、重要な役割を果たしているのがＲＮＡだ。その例を一つ紹介しよう。

１９４４年11月、オランダ・アムステルダム。

第二次世界大戦中、ドイツは連合国への反撃として、オランダへの食料品の輸送に禁輸措置をとった[8]。その結果、オランダでは食料の配給量が平常時より４分の１減少した。

多くの研究者がこの飢餓事件に関心を抱いた。こうして１９９５年、最初の研究チームがこの時期に誕生した赤ん坊の体重の違いを観察したところ[9]、食料の欠乏が起きたのが妊娠の早期か後期かによって、一部の赤ん坊は大きくなり、ほかの赤ん坊は生育が悪かったことがわかった。

２０００年代、ほかの研究グループが、この飢餓の期間を体験した母親から生まれた子どもは成人後、全員が病弱だったことを確認した[10]。食料の欠乏時期が妊娠初期の３ヵ月にあたった場合、成人後は肥満や心血管疾患に悩んでいた。妊娠中期の３ヵ月だった場合は呼吸器疾患に、妊娠後期の３ヵ月だった場合、耐糖能障害（糖尿病予備軍）の問題を抱えていた。

なぜこのような違いが発生したのだろう？　これこそ、エピジェネティクスの変化によるものだ。同じ出来事が同じ時期に起こらないと、同じ結果にはならない。発達に与える影響は大きく異なるのだ。

これらの研究が示しているのは、生理学的な遺伝もあるということだ。この場合は食料欠乏の記憶だが、それが母親から子どもへ受け継がれ、子どもの人生を通して、たとえ成長過程で空腹を満たしていても、影響していくのである。

このことは、1995年以前は知られていなかった。したがってこの観察によって、生理学的な遺伝も両親から子どもへ受け継がれ、そして子孫が直接影響を受けることがわかるようになった。これがいわゆる「世代間の遺伝」と呼ばれるものだ。

その後、多くの研究が受け継がれ、人は両親からだけでなく、祖父母、さらにはもっと遠い祖先からも遺伝を受け継ぐということが判明した。これは世代を飛び越えることがあり、「世代を超えた遺伝」と呼ばれている。

この生理学的な遺伝はすべてエピジェネティクスによるもので、私たちのなせる業《わざ》ではないということだ。本当は思い出したくないことでも、それに影響されているのだ。

ホロコーストの生存者を例にとってみよう。両親の歴史を知っている子どもたちは、親が体験したトラウマがそのエピジェネティクスに刻み込まれている。しかしここで驚くべきは、両親の苦しみを知らない子どもたちにも刻み込まれていることだ。

これは未来の世代にもあてはまる。想像するに、彼らのエピジェネティクスが、社会を信用するな、用心して注意深く生きるようにと語りかけるのだろう。あるいは死の観念につきまとわれ、無意識のうちに最悪の事態につねに備えていることもある。

ここでもう一つ、遺伝に関する例を紹介しよう。これは私たち全員に関係することだ。2004年以降明らかになったのは、エピジェネティクスによる遺伝は母親由来だけでなく、父親由来もあるということだ。(11) 実際、父親が食べるものも含め、その環境すべてが子孫の健康に影響を与えることになる。とくにメンタルヘルスや心血管系疾患、ガン、すい臓疾患、肥満、そして精液の変質だ。

２０１９年の研究で証明されたのは、父親の精液のＲＮＡが、子どもの健康状態をプログラミングするということだ[12]。

寄生虫のトキソプラズマに感染したオスのマウスを観察すると、生まれたオスのマウスの性的行動が変化し、能力が落ちていた。精液はどうかというと、小さいＲＮＡが変化していた。研究者はさらに先へ進む。これらさまざまな小さいＲＮＡを回収し、マウスの胎児に注射し、あらためてオスの性行動に問題があることを観察する。

これはどういうことかというと、まず寄生虫が精液のＲＮＡを変え、変化したＲＮＡが次世代の行動を変えるということだ。ＲＮＡは本当に強い存在なのだ。

人間では、数世代にわたる遺伝を研究するには時間がかかるが、寿命の短いミミズを使った実験では、この遺伝は14世代先までかかわることがわかっている。

遺伝子の発現を抑制するＲＮＡの働き

ＲＮＡのおかげで、私たちの身体は必要な量のタンパク質を適切に合成することができる。たとえばタンパク質が多すぎるとＲＮＡがその分を破壊し、十分ではないなら新たにつくるといった具合で、このような適応のノウハウを知っているのはＲＮＡだけである。

このメカニズムは「ＲＮＡ干渉」と呼ばれている。ＲＮＡ干渉とは、小さいＲＮＡによって遺伝子の発現を抑制する現象だ。

これが発見されたのは１９９０年代で、ピンクと白の色が混ざったペチュニアの花のおかげだった。[13] なぜピンクと白が混ざっているのだろう？　同じ花なら、どの細胞も同じＤＮＡで、したがってＲＮＡも同じであるはずなのに、一部の花びらはピンクで、ほかは白、なかにはピンクと白が混ざったものもある。

これに干渉するのが小さいＲＮＡで、このＲＮＡは一部の細胞のなかにあり、したがって花びらの一部にもある。小さいＲＮＡはピンクをつくるＲＮＡを狙いに行き、干渉して小さくし、果ては破壊してしまう。ここで二本のＲＮＡが出会ったことで、ピンク色を生成していたＲＮＡはすべて破壊され、白だけが残るのである。

研究者たちは、この干渉メカニズムを動物で再現しようと試み、ミミズに小さいＲＮＡを注入した。すると、花と同じプロセスが観察された。ミミズはピンクにも白にもならないが、しかし小さいＲＮＡがほかのＲＮＡを狙いに行き、それに干渉して消滅させ、音もなく破壊してしまったのだ。科学用語では、これを文字通り「サイレシング」（特定の遺伝子の発現を抑えること）という。

このように、ＲＮＡによる干渉メカニズムは非常に強く、一つの細胞のなかにいる同族で狙いをつけたＲＮＡをすべて消滅させる能力があるのだ。

しかし、研究はここで終わらない。続いて発見されたのは、このメカニズムは植物にも動物にも、人間にも共通するということだった。これは注入によって人工的に引き起こすこともでき、ペチュニアの花のように自然にも存在する。またウイルスにも共通するメカニズムである。人工的には、私たちが狙いをつけたいRNAと補完関係にあるRNAの小片が一つあるだけで十分で、狙われたRNAは細胞または組織からすべて消滅されることになる。

しかしウイルスの場合、さらに先の段階へ進む発見があった。ウイルスがある細胞に感染すると、その小さなRNAを使ってRNA干渉を行う能力はあるのだが、しかしまた、自分と同族ではないRNAをハイジャックする能力もあり、結果として感染を助長することもあるのだ。

たとえば、肝臓に作用するC型肝炎ウイルスだ。このウイルスは、人間の肝臓に多いマイクロRNA-122という小さなRNAを乗っ取り、自身のウイルスゲノムとともに干渉して、感染を助長するのである。(14)

私がペチュニア、ミミズ、人間の肝炎の話をしたのは、普遍的でシンプルなこのメカニズムに魅了されているからだ。普遍的だからこそ、RNAをベースにして開発された薬はすべて、こうしたメカニズムが基本になっている。

RNAを使った革新的な治療薬

病気とはたいてい、あるタンパク質が異常に堆積して、不均衡を生じることが原因だ。非常に長いあいだ、私たちはRNAを病気の治療薬に活用する方法がわからず、RNAによる干渉メカニズムについても知らなかった。これらがわかったことで、応用の分野が開け、さまざまな病気に対応する革新的な解決法が発展することになる。

RNAを活用した薬（核酸医薬）がほかの薬に比べてとりわけユニークなのは、真のスナイパーであるという点だ。狙いを定めたほかのRNAをこれほど正確に修正する能力は、ただただ革命的である。こんなことが可能な薬は、以前は考えられなかった。そのおかげで、つい最近になってやっと、私たちはRNAに希望を託せるようになっている。将来的にもっとも有望で、あらゆる病気、とくに遺伝疾患を治療するのにこれ以上完璧なツールボックスはないといえるだろう。

現在、この小さいRNAを使って、さまざまな病気を治療する方法――核酸医薬が複数、開発されている。それを、これから紹介しよう。ただし全部を頭に入れる必要はなく、このリストは単に、コロナワクチン以前に開発された、RNAをベースにした医薬品全体の現状を提示し、RNAが狙い撃ちできる病気の多様性を確認するのが目的である。

1　ホミビルセン

この薬の使命は、網膜炎（網膜の病気で、目が見えなくなる可能性あり）の進行を抑えること。目に注入されたRNAの薬は、ウイルスのRNAと結合し、消滅させる。

2　ペガプタニブ

目に斑点があるような印象を与える病気、加齢黄斑変性症（AMD）のための核酸医薬。目に注入すると、人工のRNAが抗体のような働きをする。一つまたは複数の血管が視界をさえぎることが病気の原因であるため、血管の形成を抑制する。

3 ミポメルセンとインクリシラン

この二つの核酸医薬はごく最近開発されたRNAを使った薬で、コレステロールの量を調整する。悪玉コレステロールの伝達体のRNAを狙い撃ちするのである。目玉が飛び出るほど高価で、患者一人を治療するのに1年で1万ドル以上かかる。

4 ヌシネルセン

脊髄性筋萎縮症の治療薬。この病気は遺伝的要因による筋萎縮症のなかでも重大なものだ。ヌシネルセンは病気の進行を止め、ときに運動機能も改善する。この治療も高額で、世界一高価な薬といわれているほどだ。容器1本あたり8万5000ユーロで、病気を治すには1本では足りない。

5 パチシラン、イノテルセン、ヴトリシラン

この三つはいずれも、遺伝性トランスサイレチン・アミロイドーシスという病気の進行を抑制する治療薬。トランスサイレチンというタンパク質に遺伝子変異が生じることが原因となり、タンパク質のゴミ（アミロイド）が身体のさまざまな場所にたまって、手足のしびれや心臓の障害など多様な症状を引き起こす進行性の遺伝疾患だ。感覚や運動能力、神経システムが悪化し、ときに目や腎臓、心臓に症状があらわれることもある。現時点では、これらの薬以外に治療法は存在しない。

6　ギボシラン

遺伝性の超希少疾患である急性肝性ポルフィリン症（ＡＨＰ）治療薬で、神経・内臓の危機に反応するようにプログラミングされている。症状は激しい腹痛、背部痛、嘔吐、けいれん、神経障害など。時に命にかかわる疾患で、薬に使われているＲＮＡは変異して欠陥のある遺伝子を狙って向かっていき、遺伝子の変異を一時的に抑え、これによって病気を抑制することもできる。

7　ルマシラン

遺伝性の超希少疾患である原発性高シュウ酸尿症Ｉ型の治療薬であり、少なくとも進行を遅らせる。この病気は肝臓でシュウ酸塩が過剰に生成されて起こるもので、それが腎臓にまで蓄積し、取り返しのつかない損傷を与え、最後は腎不全になる。

腎臓の機能が低下すると、シュウ酸塩はほかの組織、とくに皮膚や目、骨、心臓に蓄積する。この治療薬は第一選択の治療であり、患者の年齢に関係なく、ほかをさしおいても試すとされている。ほかによい薬がないためだ。

8　カシメルセン、エテプリルセン、ヴィルトラルセン、ゴロディルセン

デュシェンヌ型筋ジストロフィーの治療に使われる。主に男児が影響を受ける、心臓や呼吸器の筋肉、その他の筋肉を含む組織の筋力が低下する疾患だ。

9　フィツシラン

血友病A・Bの患者の治療に使われる。血友病は血液が凝固しない病気で、出血した場合、止血ができないか、非常に難しくなる。この治療薬のRNAは血液の凝固を促進するために干渉する。この薬を開発したサノフィ社によると、出血を61パーセント減らすそうで、この数字はかなりよい結果といえる。

10　ヴォラネソルセン

家族性高カイロミクロン血症症候群の治療に使用する。この病気はまれな遺伝性疾患で、すい臓の炎症を繰り返すリスクがある。

ＲＮＡを調べれば、何を食べてきたかもわかる

ここで、ＲＮＡの驚きに満ちた側面を三つの例を使って紹介しよう。

最初の例は、私たちの食べたものが、正確な組み合わせによる化合物といくつかのＲＮＡの再生となって体内にあらわれることである。その正確さは驚くべきもので、血液を少し採取するだけで、あなたが食べたものを追跡できるほどだ。

あなたが高齢者で、心血管疾患の予防のためにナッツを食べているとしよう。だったらその証《あかし》として、あなたの血液中に２種類のマイクロＲＮＡをみつけることができるだろう。

あなたが非喫煙者ならどうだろう？　その場合は、喫煙者の血液中にはない６種

類のよいマイクロRNAがみつかるはずだ。もし、解熱剤のアセトアミノフェンを摂取しすぎたとしたら、通常はあなたの肝臓にとどまっているはずのマイクロRNA－122が、血液中に470倍もの量がみつかるだろう……。

このように、私たち自身のRNAが環境に反応して適応し、その都度ユニークに応答する例は、ほかにも枚挙にいとまがない。[15]

二番目として例に挙げるのは、私たちが食べたもののRNAが、私たちの遺伝子の健康に影響を与えることである。実際、さまざまな研究によって、私たちが植物（果物、野菜、ハーブティーなど）を食べたり飲んだりすると、それらの一部のRNAが消化の段階を生き残り、血液中に流れて、私たち自身のRNAを調整することが明らかになった。肝臓でも肺でも、脾臓、すい臓、免疫細胞のなかでも、同じことが起こっている。

この点では、研究者の意見は一致していない。一部の研究者は、それを私たちの組織に植物が「感染」したとみている。400件以上のサンプルを分析して明らかなのは、このいわゆる感染が人と牛、マウスの体液の90パーセントでみつかり、人の2件に1件では組織のなかにもみつかったことだ(16)。

植物のマイクロRNAについての研究で、とくに興味深いものの一つが、スイカズラについての研究だ。この植物に抗ウイルスとしての特性があることは、数千年の歴史のある中国の漢方でも知られている。スイカズラのハーブティーを飲むと、私たちはマイクロRNAの一つmiR2911を摂取することになるのだ。

そもそも、このmiR2911はインフルエンザ、とくに鳥インフルエンザH1N1のさまざまなRNAを認識し、人が鳥インフルエンザに感染するのを阻害することがわかっていた。だからこのハーブティーとそのmiR2911もまた、私たちを新型コロナウイルスから守ってくれるのではないだろうか。

いずれにしろ研究者たちは、スイカズラのmiR2911が新型コロナウイルスのRNAと結合していた場所を多く認定していた。ということは理論的に、このRNAがウイルスのタンパク質をすべて消滅させる可能性があるということで、そこにはもちろんｍＲＮＡワクチンによって生成されるスパイクタンパク質も含まれることになる。あくまでも、理論上の話だが。

実際はどうだろう？　ｍｉＲ２９１１を直接摂取しても、スイカズラのハーブティーを飲んでも、ウイルスの増殖は抑制され、新型コロナウイルスの患者の回復は早くなっている。[17]

つまりＲＮＡが非常にすぐれているおかげで、私たちの食べたものが健康に与える影響を正確に追跡できるのである。

三番目の例に移ろう。19世紀のドイツ人哲学者ルードヴィヒ・フォイエルバッハは「人間は、私たちが食べるもので決まる」と有名な言葉を残しているが、「私たちの子孫も私たちが食べたもので決まる」とはいえないだろうか？

一般に女性は妊娠すると、体内に入れるものを本能的に注意するようになる。しかし、妊娠中でなくても食べるものに注意しなければならないことは意識しているだろうか？

一方の男性はどうだろう？　少なくとも子づくりをする前の2ヵ月半に食べるものが、自分の精子と生まれる子どもの健康に影響があると、誰が考えているだろう？　誰も考えていないはずだ。というのも、この情報はつい最近発表されたもので、ほとんど知られてないからだ。

しかし男性に（もちろん女性にも）注意を促し、食べるもの、つまり体内に入れるものに責任感を抱かせることは、公衆衛生の問題である。

ヒトの生殖年齢において、精液の質の低下を招く大きな要因はいくつもある。たとえば、内分泌撹乱物質（殺虫剤や重金属など）の多い環境に身をさらすことや、生活様式に結びついた要因（タバコ、アルコール、運動など）、肥満、糖尿病などの生活習慣病などだ。興味深いのは、精液の質の低下の研究対象になる男性に、近年、肥満の増加が認められることだ。

ヒトの精液は食べ物の変化にきわめて敏感だ。食べるものが変われば、精子も変化する。ヒトの精子のなかに存在する小さいRNAのリストと、同時に精子の可動性を調べると、食べ物の変化による非常に特異な応答が即座に明らかになる。[18]　この影響はかなり強く、細胞核のＲＮＡだけでなく、同時にミトコンドリアにもかかわってくることになるのだ。

動物の研究でわかっていることを、これらヒトの研究と結びつけることはたいへん興味深い。たとえば、ハエの反応性は驚くべきものだ。交尾のわずか2日前に、オスの食事に介入するだけで、精子を介してシグナルを変え、次世代を肥満にすることができるのだ[19]！

こういった研究は、ヒトの精子機能全体の衰えを理解するためだけでなく、世代間での代謝機能の急激な変化を説明することにおいても、きわめて重要なことである。

第3章　RNAがもたらす医療の劇的な進歩

(1) https://www.nobelprize.org/prizes/lists/all-nobel-prizes/
(2) https://pubmed.ncbi.nlm.nih.gov/28424332/
(3) https://pubmed.ncbi.nlm.nih.gov/34793513/
(4) https://www.academie-medecine.fr/les-prelevements-nasopharynges-ne-sont-pas-sans-risque/
(5) https://pubmed.ncbi.nlm.nih.gov/32903849/
(6) https://www.future-science.com/doi/full/10.2144/btn-2019-0092?rfr_dat=cr_pub++0pubmed&:url_ver=Z39.88-2003&rfr_id=ori%3Arid%3Acrossref.org
(7) https://pubmed.ncbi.nlm.nih.gov/23613970/
(8) https://wikimonde.com/article/Famine_aux_Pays-Bas_en_1944
(9) https://pubmed.ncbi.nlm.nih.gov/7721275/
(10) https://pubmed.ncbi.nlm.nih.gov/11155503/
(〃) https://pubmed.ncbi.nlm.nih.gov/16876341/
(11) https://pubmed.ncbi.nlm.nih.gov/34444978/
(12) https://pubmed.ncbi.nlm.nih.gov/31877125/
(〃) https://pubmed.ncbi.nlm.nih.gov/31235802/
(13) https://pubmed.ncbi.nlm.nih.gOv/12354959/
(14) https://pubmed.ncbi.nlm.nih.gov/18291553/
(15) https://pubmed.ncbi.nlm.nih.gov/32979076/
(〃) https://bmcmedgenomics.biomedcentral.com/articles/10.1186/s12920-020-00748-3
(〃) https://www.ncbi.nlm.nih.gov/pmc/articles/PMC2657429/
(16) https://journals.plos.org/plosone/article?id=10.1371/journal.pone.0257878
(17) https://www.nature.com/articles/s41421-020-00197-3
(18) https://pubmed.ncbi.nlm.nih.gov/31877125/
(19) https://www.cell.com/cell/fulltext/S0092-8674(14)01436-6

第4章

これだけある
新型コロナワクチンの危険性

ｍＲＮＡの研究がなかなか進まなかった理由

ｍＲＮＡ（メッセンジャーＲＮＡ）について初めて説明した人物は、「生きた細胞のなかで、二つの核酸の役割が考えられる」と説いた。あっけないほどシンプルだが、この二つの核酸こそが、ＤＮＡとＲＮＡだ。

その人物とはフランス人生物学者のアンドレ・ボワヴァンだ。彼は教え子のロジェ・ヴァンドルリーと一緒に１９４７年、ＤＮＡがＲＮＡを生成し、それが今度はタンパク質の合成にたずさわると発表している。

しかし、それは15年近く早すぎたようだ。あまりにシンプルで、あまりに見事な説明は忘れられてしまった。単に科学界の準備ができていなかったからだ。

認められるには１９６１年まで待たなければならない。９人の研究者が、科学誌

『ネイチャー』に掲載された二つの記事で、mRNAの発見を発表した。同じ月、9人の研究者のうちフランス人遺伝学者フランソワ・ジャコブと生物学者ジャック・モノーが、mRNAのメカニズムを公表した。なお、二人とものちにノーベル生理学・医学賞を受賞している。

mRNAは、「メッセージ」であると同時に「メッセンジャー」でもある。このRNAの驚くべき側面を知ってもらうために、イメージをふくらませた例を使って説明を進めることにする。

一本の植物を例にしよう。私たちのイメージでは、これはDNAだ。この植物から、二本目の植物をつくっていき、これは同じファミリーではあるが、しかしそっくり同じではない。さらにこの二本目の植物から、今度は肉をつくっていく、そう、肉！　これはタンパク質だ。

同じくこれを私たちの細胞のなかで行われていることにあてはめると、二本目の植物の形成はDNAのもつ遺伝情報をRNA（とくにmRNA）に書き写すことに相当し、これは「転写」と呼ばれている。

ついで、二本目の植物から肉をつくるというのは、ｍＲＮＡに転写された情報を使って、タンパク質を合成することである。これを「翻訳」という。

現在、ｍＲＮＡはあらゆる病気に対する聖なる薬のように紹介されている。しかし、１９６０年代から活用可能だと知られていたにもかかわらず、発見されてから長らく無視されていたことは認めなければならない。それが証拠に、しばらくはノーベル賞の対象にはならなかった。

それに比べると、ずっと遅く発見された「ＲＮＡ干渉」は、２００６年にノーベル賞を受賞している。そのおかげでＲＮＡを使った薬（核酸医薬）が記録的な速さで製品化されたのは、３章で紹介した通りである。

ではなぜ、ｍＲＮＡの研究はこれほど遅れたのだろう？　なぜならｍＲＮＡは中心的な分子でありながら、未知の部分が多いからである。

私たちの細胞の一生はいくつかの大きな段階で区切られ、しかもそれぞれが小さな「ビッグバン」のようなのだ。実際、ものすごい激動がほぼ継続し、それぞれの変わり目で、細胞は膨大なプログラムを展開する。

そのため一部のRNAを消しては、ほかのRNAを保持する。とくに転写によって、DNAの塩基配列の半分以上——60パーセントを書き写してRNAの形にする。しかし、mRNAをつくるのに使われるのは、DNAのわずか1・2パーセント。そしてこのわずかなゲノムは3万ものmRNAに相当する。ここで物事が複雑になる。

つくられたばかりのmRNAは、いわゆる「熟成」の段階に入る。この段階は、たとえるならデザイナーに一片の布を渡すようなものだ。デザイナーは要求に応じて、それをシャツにも、ズボンにもできるし、ハンカチ、ジャケット、コート、雑巾にすることもできる。

ここでデザイナーの役割を果たすのが細胞で、衣類に置き換わるのがさまざまなmRNAだ。細胞は縫うことができないので、熟成の段階を通して「イニシエーション」、「スプライシング（新しく作成された前駆体mRNA転写表面が成熟mRNAに変換されること）」、そして「ポリアデニル化（mRNAにポリA鎖を付加すること）」と呼ばれる段階を交互に繰り返す。この繰り返しで、３万個のｍＲＮＡ（布の切れ端）は増殖し、18万個のそれぞれ異なるｍＲＮＡ（衣類）になる。

しかし、ここでもまだ終わらない。というのもこれらの衣類をいろいろなデザインにするため、付加価値（たとえば刺繍やその他）をつけ加えるからだ。したがってこの18万個のｍＲＮＡからなる膨大なカタログはさらに、構成される遺伝子文字のレベルで修正を受けていくことになる。これらはエピジェネティクスの修正で、それが私たちの健康に与える影響は前述した通りである。

こうして成熟したｍＲＮＡはついに細胞核から外に出ることができ、その後の変転には三つの可能性がある。ストックか、衰退、またはタンパク質への翻訳で、これはそのときの要求によって決まってくる。最後の付加でｍＲＮＡは安定し、最終的な行き先が決まる。この過程がまた信じられないほど複雑で、膨大な数の分子が、協調し、永続的に要求に応じて分配されていくのである。

さまざまなタンパク質をつくる天才的な存在

ｍＲＮＡの複雑さは、想像をはるかに超えている。メッセージが一つだけだったら、どんなにシンプルだろう。

ここでもう一つ、新しいイメージを提供しよう。文章（ｍＲＮＡ）は、読者（細胞）がいないとなんの意味もなさないということだ。つまり細胞は、つねにそれぞれのｍＲＮＡからの要求に応じて、どんな化合物を使うか決めていくのである。

もっとよく理解するために、ｍＲＮＡを一つの文章にたとえてみよう。

「今朝、私はガトーショコラを食べる」

この文はこれだけで一つのメッセージを表しているが、ここから同じようなほかのメッセージをつくることもできる。

たとえば「私は食べる」、「今朝、私は食べる」、「私はガトーを食べる」、「私はショコラを食べる」などだ。

しかしまた、この文章を活用して誰かほかの人に向けて、「食べなさい」、「ガトーを食べなさい」、「ショコラを食べなさい」などと命令形のメッセージにすることもできるし、「ガトーショコラだ！」という感嘆のメッセージに使うこともできる。

さらに、この複雑さに加えて、言葉と言葉のあいだの無言の部分にも情報が存在する。たとえば、本書で、単語と単語のあいだに空間がないとどうなるか想像してみてほしい。

わかりやすくいうと、細胞はｍＲＮＡの情報を元にして、可能性のある化合物ならなんにでもなれるということだ。

ｍＲＮＡのメッセージは大文字（始まりの印）と、タンパク質のつくり方を知らせる単語（エクソン＝成熟ｍＲＮＡのゲノムでコードが残る部分）と、無言で変質した部分（イントロン＝成熟ｍＲＮＡのゲノムで除去される部分）、そして句読点

（最後の印）でつくられている。これまで述べたように、この最小の文章から、多様な役割のさまざまな反応物を数多くつくることができるのである。

この無言の部分のなかで、マイクロＲＮＡや長いＲＮＡがみつかることもある。一部の長いＲＮＡは触媒（リボザイムといわれる）のような働きをすることもある。ときに細胞が、私たち研究者が思ってもいなかった場所で、大文字（始まりの印）を認定することもある！　大文字（始まりの印）が場所を変えると、非常に異なるメッセージがつくられることになる。

ｍＲＮＡはいわば情報のミルフィーユのような存在だが、最後にもう一つ知っておかなければならないことがある。

私たちは長いあいだ、一つのｍＲＮＡは一つのタンパク質だけをつくると考えていたのだが、それは間違いだったとわかったのだ。一つのｍＲＮＡは、大きさや役割もさまざまな多くのタンパク質をつくることができるのだ。

たとえば「マイクロペプチド」と呼ばれる、ごく小さなタンパク質もつくることができる。これらのタンパク質はつい最近発見されたばかりで、なんとＤＮＡを修正することができる。それはもちろんすばらしいことだが、残念ながらウイルスを活性化することもできるのだ。

要するに、ｍＲＮＡはどんなこともできる可能性がある。制御できない花火のように、つねに予測不能な存在なのである。

前立腺ガンの治療ではじまったｍＲＮＡワクチンの試験

１９６０年代にｍＲＮＡが発見されてから、研究者が人体への活用に取り組むまで30年も待たなければならなかった。それからさらに10年たって、初めてこのｍＲＮＡの臨床試験が行われたのだが、これらの試験はさらに20年ものあいだ、製品化の許可を得ることなく続くことになるのである。

１９８９年、アメリカ人のウイルス学者ロバート・マローンが、世界で初めてｍＲＮＡをヒキガエルの卵に注入し、狙い通りタンパク質の合成に成功した。

翌年、ある研究チームがこの実験を再現して成功。そのときｍＲＮＡはマウスの筋肉に直接注入されている。この技術のシンプルさにより、いつかｍＲＮＡを使って病気を治療できるという希望が生まれ、従来のワクチンに代わってｍＲＮＡのワクチンを使用するという考えが芽生えた。

2年後、研究者たちは糖尿病のラットの治療にmRNAが有効なことを証明した。このラットは遺伝子の変異が原因で、あるタンパク質を合成することができなかった。そこでこのタンパク質のmRNAがラットの脳の内部に注入され、この研究では変異を修正できることが証明された。しかし、その効果はわずか5日間しか続かなかった。

それから10年もたたないうちに、予防または治療目的のmRNAワクチンの研究で、初めて人間での臨床試験が行われた。

世界初のmRNAによる治療用ワクチンの試験が行われたのは、2000年だ。[1]まず患者の血液から、いわゆる免疫システムの指揮者と考えられる細胞「樹状細胞」を採取する。そこにmRNAを加えて遺伝子を修正、それを患者の身体に注入したのだ。

試験対象に選ばれたのは、転移性の前立腺ガンにかかり、治療が失敗していた患者たちだ。13人の患者がワクチン接種を受け、うち6人はガンの転移があらわれるか進行して排除された。４人は、ワクチンによる重大な症状が誘発されて、試験から外された。

その結果、成功したのはわずか３人。前立腺ガンを治療するためのｍＲＮＡワクチンによる初の試みは、真価を発揮することができなかった。

２０１４年、再び前立腺ガンの治療用ワクチンが試されたのだが、そのときは別のｍＲＮＡ、ＣＶ９１０４によるものだった(2)。

「ＣＶ９１０４は、全生存率を改良する主な基準に達しなかった」と、研究・開発にあたったドイツのバイオ医薬品企業キュアバックは発表した。同社の共同創業者のイングマール・ホエルは次のように補足した。

「この治療用ワクチンは単独では、前立腺ガンの患者に生存上の利益をもたらさない」。

はっきりいえば、前立腺ガン治療の15年にわたる研究で、ｍＲＮＡの使用は失敗している。

失敗し続けている皮膚ガン治療における研究

2005年、研究者たちは転移性の皮膚ガン、「転移性黒色腫」の治療のために、mRNAワクチンの試験にも取り組んだ。[3] 15人の患者が薬と6種類のmRNA混合のワクチンで治療を受け、別の15人は薬と、各個人に合わせたmRNAのワクチンを受けた。

結果は「T細胞（ガン細胞を排除する作用がある重要な細胞）に誘発された応答を分析したところ、各患者のあいだに一貫性がみられない」とのことだった。

これは研究の主催者ではなく、ある学術誌に掲載されたもので、次のように断言されている。「研究結果では、mRNAを投与したグループのパフォーマンスは非常に弱いことが明らかになった[4]」。

つまり、各個人に合わせても、皮膚ガンの治療にワクチンは機能していない。

以降、ｍＲＮＡワクチンを使って皮膚ガンの治療を試す試験はほかにもたくさんある。ここでは２００５年から２０２０年までに行われた研究全体を総括した二つの学術誌の結論を紹介しよう。

うち一つは「ガン治療にｍＲＮＡが使用できるようになる前に、関係する患者たちの全体的な情報が必要であり、もっと多くの試験をしなければならない」と結論づけた。

もう一つの学術誌の結論はこうだ。「この学術誌は、これまでの実を結ばない試験の教訓を集めたものである」。

したがって15年ものあいだ、ｍＲＮＡワクチンによる皮膚ガンの治療が研究され続け、２０２０年にいたってもなお失敗しているということだ。

肺ガン、エイズの治療でも失敗続きのmRNA研究

2009年、mRNAワクチンで肺ガン治療の取り組みがはじまり、とくに、非小細胞肺ガンの治療のためのmRNAワクチンは、次々と開発されている。その一つ、CV9201は5種類のmRNAを混合したもので、全5回投与する治療用ワクチンだ。このワクチンは、二つの出版物のテーマとなっている。著者たちの言葉をそのまま引用しよう。

「CV9201による（…中略…）非小細胞肺ガン患者への治療は、確実に忍容性（薬の副作用に耐えられること）があり、コード化された5個の抗原に対する免疫応答も報告されている[5]」。

別のいい方をすれば、技術的には機能している、ということだ。身体は投与され

た5個のmRNAをきちんと読み込み、期待された5個のタンパク質を合成している。

しかし、もう一つの出版物の著者は明確に述べている。「これらの結果から、mRNAをベースにした免疫療法に関するさらに掘り下げた調査を支持する」。

実際は、このコメントのほうが正しいだろう。というのも、CV9201だけを投与された患者の1グループだけで、8人のうち6人が死亡。1人だけ適応しているが、この臨床試験は投資家の判断で中断された。この出版物が世に出たのは2019年。2009年から研究がはじまり、なんと10年間をかけて、mRNAを使ったワクチンでは肺ガンを治療できないことを証明したことになる。

同じく2009年に行われたHIV感染症治療の研究でも、ガンと同じように、免疫システムの鍵とされる患者の樹状細胞を使っている。その遺伝子をmRNAで修正したものを再注入する方法だ。以下は研究サイドのコメントである。

「樹状細胞のワクチンがHIV－1の治療ワクチンとして有効な戦略であるために

は、より強く持続的な免疫応答が得られるよう最適化しなければならない」[6]。

つまり、mRNAワクチンはわずかな効果はあったが、しかし持続しなかった。その後、6例の試験が行われたが、mRNAワクチンでエイズは治療できないことを認めざるをえなかった。

2016年、別のチームが新たにエイズの臨床試験を行い、期待外れの結果を報告した。「これまでの研究と、現在の我々の試験結果からいえるのは、免疫原性(免疫応答を引き起こす能力)を高めるワクチンを開発するために新しいアプローチが必要だということだ」[7]。

さらに2019年、エイズに対する新たなmRNAワクチンの臨床試験が行われた。その研究結果を引用する。「我々はワクチンの効果を証明するにいたらなかった」[8]。結局、2019年12月時点で、mRNAのワクチンは、エイズの治療では失敗している――それが結論だ。

このとき、あの新型コロナウイルスに対応したmRNAワクチンが人類に大量に接種されるまで、すでに1年を切っていた……。

脳腫瘍、狂犬病の治療でもよい結果は出ていない

２０１３年からの狂犬病の治療用ワクチンの臨床試験に関しては、２０１７年の医学誌『ランセット』のコメントを引用しよう。

「このイノベーションが、動物実験において期待を満たさず、ヒトでも効果がなかったＤＮＡワクチンという前例の二の舞にならないことを希望したい(9)」。

つまり、狂犬病に対するｍＲＮＡワクチンはうまく機能せず、使い物にならなかったということだ。そのとき用いられたｍＲＮＡはＣＶ７２０２と呼ばれるもので、小さな空飛ぶ円盤のような形をした小胞を使った。それならすべての細胞にスムーズに入っていくだろうと考えられたわけだ。

『ランセット』に掲載された内容は、中〜重程度の好ましくない副作用のカタログ

のようだ。とくに臨床試験の参加者の半数以上で、数日間、白血球が異常に減少しており（リンパ球減少症）、これは免疫システムの崩壊を意味している。(10) この崩壊は、従来のワクチンでは決してみられないものだ。

したがって、この臨床試験からは、ｍＲＮＡワクチンには従来のワクチンではありえない、重大で驚くべき副作用があることが判明した。

２０１３年、研究の対象となったのが脳腫瘍――正確にいうと膠芽腫《こうがしゅ》だ。(11) 20人の患者がｍＲＮＡワクチンを受ける予定だったが、技術的な負荷があまりに重く、７人だけが治療されることになった。結果は、「７人のうち５人の患者は、その後２年間生存。７人のうち３人は１０００日後も生存」。全体生存率はよいとはいえないが、研究者たちは「第２段階の研究を実施したい」といっている。

しかし、２０２３年５月、『国際薬学ジャーナル』は、膠芽腫に関するｍＲＮＡによる試験を総括し、これらの治療には「進展がみられない」と結論づけている。ｍＲＮＡワクチンは、膠芽腫の治療でも失敗しているというわけだ。

研究過程でみえてきた副作用の驚くべき重症度と多様性

２０１５年の、ｍＲＮＡワクチンで鳥インフルエンザに対する免疫獲得を目指した研究では、その報告によると、被験者たちの免疫応答はよかったものの、「軽度から中程度の」好ましくない副作用が相当数見受けられた。そのため、彼らは次のように指摘している。

「ｍＲＮＡワクチンが有効なワクチンになると確定するためには、これらの臨床試験とほかの試験を最後まで見届けることが必要である[12]」。

要するに、ｍＲＮＡワクチンが有効なものとなるかどうかはわからない、という評価だ。

もう少し詳しくみてみると、副作用として挙げられているのは、腰痛、中咽頭痛

（飲み込むときに激痛が発生）、扁桃炎、咽頭感染症、上気道感染症、すい炎、さらには顔面蜂窩織炎《ほうかしきえん》（皮膚の下の蜂窩織と呼ばれる部位が細菌に感染し、炎症を起こす病気。予後が命にかかわる危険な顔の変形）、急性高血圧など。また卵巣囊腫や精巣ガンというのもある。

こうみると、ｍＲＮＡワクチンのもたらす副作用の多様性とその重症度には驚かされる。

２０１６年からは、ｍＲＮＡワクチンと同じ技術を使う「ｍＲＮＡ医薬」の研究も進んでいる。

２０２１年11月15日、モデルナ社とアストラゼネカ社が、ｍＲＮＡについて共同研究を始め、一型糖尿病による心不全の治療のため、ＡＺＤ８６０１という名の医薬の開発に取り組むことを発表した。[13] 研究チームはｍＲＮＡを直接、７人の患者の心臓に注入した。

発表されたプレスリリースからは、それがうまく機能しているかどうかはわからない。つまり、肝心なことはわからないのだが、しかし第2段階（フェーズ2）が始まったことはわかる。続く新しいプレスリリースでは、患者が受けた検査のリストが発表されるのだが、検査結果は相変わらず公表されなかった。結局、2022年7月になって、アストラゼネカ社がこの研究から離脱したことが発表された。(14)

ｍＲＮＡが一型糖尿病による心不全を治療できるかどうかには、疑念が残ったままだ。

胃腸ガン、ジカ熱に対しても効果が出ていないmRNA研究

蚊がウイルスを媒介するジカ熱——この病気は薬なしでも1週間以内で治る。心配されるのは妊婦が感染した場合で、まれに胎児が小頭症（同世代・同じ性別の子どもと比較して頭が小さい状態）になるからだ。

2020年4月14日、2016年末に始まった臨床試験の第1段階が終わる頃、モデルナ社はプレスリリースを発表、そのなかでモデルナ社の最高医療責任者で研究チーフのタル・ザクスはこう宣言している。

「第1段階（フェーズ1）の中間データに満足している。mRNA1893の能力で中和抗体の強い免疫応答を誘発したのは明らかだ[15]」。

しかし、発表された資料の数字からは解釈のしようがない。というのも、二つの

グループを比較しなければならないのに、一つのグループは抗体を測定しているのに対し、もう一つは参加者の数を測定している。

これではチョコレートと羊を比較するようなものだ。到底、効果確定からはほど遠い……。

結論からいえば、ｍＲＮＡでジカ熱に対する免疫ができるかはまだわからないということだ。

２０１９年には、ｍＲＮＡワクチンで、胃腸ガンの治療を目指す研究が進められている。

この臨床試験の結論は、「我々はこの研究で、治療を受けた4人の患者に客観的な臨床反応はいっさい観察できなかった」[16]というもの。

つまり、ｍＲＮＡワクチンは患者の病状を改善しなかった。

したがって、ｍＲＮＡワクチンを使ったこの臨床試験は、胃腸ガンの治療でも失敗したことになる。

製品化への審査が簡略化されたmRNAワクチン

２０２０年から、mRNAワクチンによって、RSウイルスに対する免疫獲得を目指す研究が進んでいる。RSウイルスとは、呼吸器合胞体ウイルスの略で、気管支炎の原因となるウイルスだ。赤ん坊や高齢者が感染しやすい病気である。mRNAワクチンによる臨床試験は、２０２０年から２０２１年のあいだに２件実施された(17)。

そしてコロナワクチンのときと同じように、この臨床試験を始めたモデルナ社は、優先審査制度の「ファスト・トラック」を取得している。

これはアメリカ食品医薬品局（FDA）と欧州医薬品局（EMA）による、必要性の高い新薬の審査を優先的に行う制度。医薬品の検査を軽減し、製薬会社が製品化したい医薬品について1000もの質問が免除されることを意味する。結果として、承認までの期間が大きく短縮される。

2020年、モデルナ社は声明を発表した。
「これまでにモデルナ社は、8件のRSウイルス予防ワクチンについて、第1段階のデータ解読ではポジティブであることを証明した(18)」。

これはつまりモデルナ社が、予防用ワクチンについて、その試験データを解読できたことを意味するのだが、ワクチンが機能するかどうかについては不明だ。というのも、この段階での数字も、副作用のリストも公表されていないからだ。

2021年、モデルナ社の上級副社長で感染症部門開発責任者、ジャクリーン・ミラーが声明を発表した。
「私はこれら第1段階の中間データに勇気づけられている。mRNA1345の能力で中和抗体の強い応答を誘発したことがわかった(19)」。

彼女は勇気づけられたかもしれないが、私たちには相変わらず数字も、副作用のリストも公表されず、患者が得られるメリットにいたっては、なんの情報もない……。

　2022年、モデルナ社から新たなプレスリリースが発表された。最高経営責任者ステファン・バンセルの言葉を引用しよう。

「RSウイルスに対する我が社のワクチン候補には、毎年、世界で100万人以上の感染を予防する将来的な可能性があると、我々は信じている」[20]。

データの裏づけがまったくない盲信である。

　結局、モデルナ社はRSウイルス予防のためのmRNAワクチンは機能すると発表しているのだが、2020年も、2021年も、2022年も評価のツールは何も公表していないのだ。

20年以上かけても、臨床試験で成功していなかった研究

さて、ここまでｍＲＮＡを人体に活用しようというさまざまな研究をみてきたが、その結論を述べていこう。

２０２１年、新型コロナワクチンの接種キャンペーンが始まった時点で、その背後では20年以上にわたるｍＲＮＡの研究と、ｍＲＮＡワクチンに関する臨床試験が70件、アメリカ国立衛生研究所（ＮＩＨ）の公式サイトに登録されていた。

これら70件のうち、17件はさまざまな病気の治療に取り組みながら、試験の第２段階を超えることができていない。そこへ出現したのが新型コロナウイルスで、一挙に53件もの臨床試験がウイルス根絶を試みている。

その際、どういうわけかファイザー社とモデルナ社はいとも容易に試験の第１段

階と第2段階を超え、それから意気揚々と第3段階へ移っている。なぜ、そんなことが可能なのか？　各国政府が規制を緩和し、各製薬会社が異例の速さで臨床試験をできるようにしたからだ。要するに、前述した「ファスト・トラック」である。

各国政府は繰り返し、ｍＲＮＡを用いたワクチンはずっと前から知られ、使われているといっていたが、それは真っ赤な嘘だ。

ファイザー社の会長兼最高経営責任者アルバート・ブーラは２０２２年3月10日、『ワシントン・ポスト』紙のインタビューに応じ、次のように断言した。

「ｍＲＮＡのテクノロジーは現在まで、製品を何一つ市場に出してこなかった。ワクチンも医薬品も、何一つ製品化されていない」。そのうえで部下の研究者たちについて、こうつけ加えた。「彼らが、これはどう続けていくかの方法の問題だと提案したとき、私は驚いた」。そして、次のように結論づけている。「私は直感にしたがうことにした。彼らがそういうからには、方法を知っているはずだと直感したのだ」[21]。

これはカネになる、というビジネスマンとしての直感だろうか……。

これまでのワクチンと、新型コロナワクチンとの決定的な違い

既存のワクチンとｍＲＮＡを用いたワクチンの違いはいくつもある。

現在まで、予防用ワクチンを接種するとは、弱毒化されたウイルスまたは不活性化されたウイルスのタンパク質の一部を注射することを意味していた。つまりウイルスまたはウイルスの一部は無害化されたうえで、ワクチン接種されていたのだ。

接種後、私たちの免疫システムは、体内でこれらの異物を認め、すぐにそれらに対する抗体をつくっていた。そうして病気に対する免疫力をつけていたのだ。

ところが２０２１年９月、アメリカ疾病対策センターが「ワクチン」という言葉の定義を変えた。[22]もう免疫については触れず、もっぱら予防――それも範囲が定められていない。これが従来のワクチンとの一番目の基本的な違いである。

ｍＲＮＡワクチンの場合、ｍＲＮＡを脂質の膜に包んだものを注射する――すべて人工的に合成されたものだ。

一方、このｍＲＮＡを脂質の膜に包む技術は、鳥インフルエンザや狂犬病のワクチンに使った技術と同じ――つまり、いずれも失敗していた。したがって、この脂質の膜の小胞は、抗体をつくる任務をもつ免疫の監視から逃れていることになる。

こうして、これまでのワクチンとは逆に、ｍＲＮＡワクチンを接種しても私たちの免疫システムはその場ですぐにはウイルスを感知しない。したがって、すぐには抗体をつくる反応をしない。これがよくいわれた「接種後の２週間、その間あなたは守られていない」という理由だ。

「あなたの身体が守られるには、時間が必要だ」と、ＣＤＣは明記している。「人々が完全にワクチンを接種したとみなされるのは、１回目の接種の２週間後」。したがってこの期間が、従来のワクチンとの二番目の基本的な違いである。

体内に入った脂質の小胞は私たちの細胞と融合する。ということは、ｍＲＮＡが細胞に入っていくことだと理解してほしい。そのとき細胞は一瞬にして、ｍＲＮＡワクチンが命令してものをつくらせるための工場に変わる。

ワクチン接種によって新しい命令が届くのだ。私たちの細胞はそのようにプログラミングされている。というのもこの合成ｍＲＮＡの情報は、高い生産性をもって実行することを強制するように考案されているからだ。

これをパソコンの「ＵＳＢキー」にたとえるのが、ドイツのバイオ医薬品企業キュアバックである。「あなたは簡単にＵＳＢキーを身体に接続できる。身体はその情報を読み込み、あなたが望むタンパク質をすべてつくる」[23]と、キュアバックの共同創業者はｍＲＮＡについて説明した。

いずれにしろこれは、私たちの細胞のなか、つまり組織内での「促成生成」であり、これが従来のワクチンとの三番目の違いである。

新型コロナワクチンによって体内でできるスパイクタンパクの危険性

新型コロナワクチンの場合、命令の内容はスパイクタンパクという名の新型コロナウイルスのタンパク質をつくることである。しかし、このタンパク質は不活性化されていない。したがって無害ではない。これが既存のワクチンとの違いの四番目である。

これもまた、ワクチンの歴史のなかでかつてなかったことである。従来のワクチンとは逆に、体内でつくらせるスパイクタンパクを無害化したり、細胞と結びつかないようにしたりはしていないのである。

私たちは、この不活性化されていないウイルスのタンパク質が、身体にどんな影響を及ぼすかをまったく知らないまま、タンパク質に対する抗体をつくっていることになる。

五番目の違いはかなり大きい。このワクチンによって、私たちの身体はとても不安定な状態に陥ってしまうのだ。つまり、私たちの免疫防御システムが、この異物のスパイクタンパクを生成する私たち自身の細胞を攻撃する可能性があるのだ！

どういうことか説明しよう。ウイルスのタンパク質をつくるのは私たちの細胞だ。そして、私たちの身体に備わっている免疫防御システムが、タンパク質を生成する私たち自身の細胞を攻撃するということだ。

はっきりいうと、このタイプのワクチン接種は、結果として私たちの身体を部分的な自己破壊にいたらせ、自己免疫疾患を引き起こす可能性を排除できないのである。自己免疫応答に関する懸念は、ワクチン接種後、心臓の具合が悪い患者が観察されており、すでに証明されていると考えられる。ワクチン接種者の心臓の筋内壁（心筋）を分析した研究者たちは、そこにスパイクタンパクだけでなく、炎症性の免疫細胞もみつけていた(24)。炎症性免疫細胞がスパイクタンパクと同じ場所で発見されるのは、残念ながら、自己免疫応答のサインである。

しかし、問題はほかにもある。スパイクタンパクを選択したのはよい考えではなかった。ご存じの通り、ウイルスはつねに変異する。2020年7月時点で、新型コロナウイルスの変異株は1万5000種以上もあった[25]。

変異株はPCR検査で利用するウイルスの特性を無意味なものとし、抗体の特性も危うくする。別のいい方をすると、ワクチンによって私たちの体内でつくられているのは、新しい変異株に対して古い抗体になる。アルファ、ベータ、ガンマ、デルタ、オミクロン株……など、次々と新種の変異株が登場し続けている。

これは私ではなく、モデルナ社の最高経営責任者ステファン・バンセルがいっていることだ。2022年8月11日、CNNビジネスの取材で、彼は次のように断言している。

「新型コロナウイルスが変異し続けているため、モデルナ社もワクチンのアップデートを続けなければならないだろう[26]」。そしてウケを狙ってか、こうつけ加えた。

「多くの人々は、新しいiPhoneを、毎年、新型が発表される9月ごとに買っている。

すると、新しいアプリや更新されたアプリが手に入る」。

もう一つの問題は、スパイクタンパクに心配な特徴があることだ。というのも、新型コロナウイルスと同じ反応を引き起こすことがあり、場合によって、私たちに害をなす能力がある！

これについては私の同僚で、アメリカ、ミネソタ州ロチェスターにあるメイヨー・クリニックのワクチン研究グループ代表のグレゴリー・ポーランドが、科学誌『ネイチャー』２０２２年8月号で説明している。

「私の推測では、スパイクタンパクとウイルスに関していずれ、生理病理学的に驚くべき事象のリストが明らかになるだろう[27]」。

しかし、このリストについてはいまのところ何も明らかになっていない。

スパイクタンパクは消滅する前に体内を循環する

またもう一つ、わかったことがある。スパイクタンパクは消滅する前に体内を循環するため、脳などの一部の組織と結びつく時間があるということだ。

これは前例のないことで、かつ憂慮すべき点でもある。２０２０年末、科学誌『ネイチャー・ニューロサイエンス』に掲載されたある研究で明らかになったのは、マウスの静脈や鼻にスパイクタンパクを注入すると、スパイクタンパクは体内を循環し、脳の保護バリアを超え、そこで小血管の表面に貼りついて、蓄積するということだ。(28)

別の研究で明らかになったのは、これはヒトで行われた実験だが、スパイクタンパクは血管のなかで、心血管疾患特有の炎症を引き起こし、さらには血栓をつくるまでになるということだ[29]。

またほかの研究でわかったのは、スパイクタンパクには白血球のなかでウイルスのシーケンス（塩基配列）を再活性化させる力があるということだ[30]。これもヒトで行われた研究だ。ちなみにこの種の再活性化は、ガンや多発性硬化症、統合失調症などの神経疾患、あるいは多発性関節リウマチ、一型糖尿病などを誘発することがわかっている。

しかし、スパイクタンパクは体内を循環したり、ある組織にたどり着いたりするだけではない。スパイクタンパクは凝固物をつくるエキスパートでもある。これはとくに炎症などによって体力が衰えたときだ。

２０２１年、ある学術誌で警告が発表された。スパイクタンパクを健康な人の血漿と混ぜると、小さな血栓が形成されるということが明らかになったのだ。それを受け、スウェーデンの研究者チームがアミロイド型の蓄積物をつくる可能性があるということを確認した。この蓄積物は一部の認知症、とくにアルツハイマー病の原因になるものだ[31]。

これらの諸問題を前に、スパイクタンパクにどの程度の毒性があるかを調べた研究者たちがいる。彼らは魚のゼブラフィッシュ（和名シマヒメハヤ）にスパイクタンパクを注入した。結果は、肝臓、腎臓、卵巣そして脳が損傷し、哀れな魚は死んでしまった。2022年、この研究が発表された科学誌『サイエンス・オブ・トータル環境』で、研究者たちは「ゼブラフィッシュとヒトの遺伝子は同類に保たれている[32]」と語った。魚に起こりうることは、私たちにも起こりうる……。

こうしていまや、スパイクタンパクとmRNAワクチンの副作用の関係は、多くの研究者が憂慮することになっている。私の同僚で、スウェーデンのリンシェーピング大学でタンパク質を専門とする研究者パー・ハマーストロームもその一人だ。彼は『ネイチャー』誌2022年8月号で次のように語っている。

「ワクチンに関する安全性の問題を、ことさら騒ぎ立てることには注意が必要だ。（…中略…）。私たちは過度に不安を撒き散らしたくはないが、しかし同時に、仮にそれが医療の問題なら（…中略…）、対策を講じる必要がある[33]」。

研究者たちの意見を無視して進められた新型コロナワクチンの接種

ここでスパイクタンパクから離れることにしよう。スパイクタンパクにだまされないようにする以上に、コロナウイルス対策の戦略にだまされることがあってはいけないからだ。

新型コロナウイルスと戦うため、いやむしろ戦いに勝つため、研究者たちはまず最初の武漢株を元に研究を始めた。ところが、２０２０年7月の時点ですでに、別の変異株が出現したことがわかり、イタリアの科学誌『微生物学のフロンティア』に掲載された研究によると、その変異株が世界中の感染者人口の74パーセントに感染していた(34)。

つまり私たちはここで、敵は敵でも、的外れな敵相手に戦争を始めたことになる。

これが学校なら、要点がずれていると解釈されるだろう。

そもそも、新型コロナウイルスに対してｍＲＮＡワクチンを接種すること自体が、よい考えではなかった。そのことは科学者たちが非常に早くから、『国際臨床実践ジャーナル』２０２０年12月４日号で強調していた。

「出版された学術誌をベースにすると、２０１９年の段階で、医師免許をもつあらゆる医師にとって、ｍＲＮＡワクチンを接種した患者に重大なリスクがあるのは明らかなはずだった。患者たちは、もしワクチンを接種しなかったら、軽い症状ですむか、自然に治癒したであろうに、いったんワクチンを接種すると重い症状に苦しむことがあった」。

新型コロナワクチンの臨床試験で発見されたリスクは、抗体が病気を無力化する代わりに、症状を悪化させる事実に基づいていた。このリスクをベースに研究者たちは、将来的にワクチンを接種する人たちに通告することの必要性を強調していた。「（ワクチン接種の）同意には、（ワクチンによって）新型コロナウイルスの症状が重症化するリスクも、同時に明確に区別して明記すべきである(35)」。

獣医師はこれら過去の臨床試験の一部が失敗し、ワクチン接種を受けた動物が死んだことを覚えている。それなのに、新型コロナウイルスが流行したとき、関係機関は即座にもう一度ｍＲＮＡワクチンを試してみることを決断した。しかも今度は人間に対して……。

当局は同様にリスクを無視して、私たちの腕に注射されたｍＲＮＡは、そこから動かず、体内組織からすぐに消えていくと説明した。みなさんも絶対にそう聞いたはずだ。というのも、ワクチンを宣伝しながら大々的にそう触れ回っていたからだ。しかしこれは真実なのだろうか？　いや、嘘である。

新型コロナワクチンの消費期限、品質への疑問

もし、「mRNAワクチンは、容器のなかでどれくらいもつのか」と聞かれたなら、私には答えは、わからない。なぜなら——

理由1　ワクチンを運搬する条件が何度も変更されたから。

アメリカ食品医薬品局（FDA）を例に挙げよう。2021年、ファイザー社製のmRNAコロナワクチンが初めて市場に出回ったとき、FDAは、12時間以内で2℃から8℃での運搬は可能であると指示している。5日後、それがマイナス90℃からマイナス60℃となり、現在はマイナス90℃から0℃のあいだで運搬すべきとなっている。(36)温度にこれほど大きな開きがあれば、本当は何℃が適切なのかわからな

い。

理由2　ワクチンの保管条件が何度も変更されたから。

アメリカ疾病対策センター（CDC）では、2℃から8℃で10週間保存がきくと発表した。一方で世界保健機関（WHO）は5日間としている。どちらを信じたらいいのだろう？　さらにファイザー社は、ワクチンを光にさらしてはいけないといっている。[37]それなのに、mRNAワクチンがすべて透明の容器に入れられているのはなぜなのか、これもわからない。

理由3　消費期限の日にちが何度も変更されたから。

ここでも混乱がみられ、ほぼ3ヵ月ごとに変わっている。ファイザー社のワクチンを例にしてみよう。WHOのサイトでは、解凍後2時間保存できると書かれている。ところがCDCのサイトでは、解凍後保存できるのは12時間。[38]どちらを信じればいいのだろうか？

理由4　モデルナ社およびファイザー社製のワクチンは、適切な条件での運搬・保管であっても、すでに劣化していたことが判明しているから。

たしかに、品質が変化していたのはmRNAのわずか5パーセント以下だった。[39]しかし問題は、5パーセントものmRNAが劣化していたことで、これはステーキ肉が5パーセント腐っているのと同じである……。さらに、イギリスの権威ある医学誌『ブリティッシュ・メディカル・ジャーナル』にいたっては、2021年、RNAの完全性が想像以上に損なわれていると警告している。

ファイザー社とビオンテック社のワクチンの55パーセントが劣化していた！

参考までに、臨床試験の情報サイトTrialSiteNewsではっきり述べられているのは、世界の主な規制機関——FDAをはじめ欧州医薬品局（EMA）、カナダ保健省、そしてイギリスの医薬品・医療製品規制庁（MHRA）などはすべて、この問題を把握していたということだ。[40]

自然界に存在しないｍＲＮＡを体内に入れたらどうなるか

先ほどの質問に続き、「ｍＲＮＡが私たちの体内に入ってからの寿命はどれくらいなのか」と聞かれたなら、この答えも私にはわからない。

１９９７年、ｍＲＮＡについての理解を深めるために、初の研究が行われた。そのときは、自然に生成されたｍＲＮＡを細胞から採取したものが使用され、その寿命、正確には「半生《はんせい》」が測定された。

なぜ「半生」なのか？　なぜならｍＲＮＡの寿命を確定するにいたらなかったからだ。結果、その半生は3時間だった。かといって、ｍＲＮＡの全寿命がその倍の6時間というわけではなく、ｍＲＮＡの半分が消滅するのにかかるのが3時間だったということだ[41]。

2年後、同じ研究だが、今度は人工的に合成されたmRNAを使い、それをヒトの細胞に加えてみた。新しい測定結果は、10～15時間だった[42]。

なぜ二つの研究にこれほどの開きがあるのだろう？　研究者によると、それはまさに後者が人工のmRNAだったからである。この結果をベースにして、研究者たちがここ2、3年、mRNAはわずか1日、2日で劣化すると断言しているのは明らかだ。

ただし、歴史はそこで止まっていない。2012年、今度はRNAの遺伝子の塩基配列を変える試みが行われる。少し詳しく説明しよう。RNAは4文字からできている――A（アデニン）、U（ウラシル）、G（グアニン）、C（シトシン）だ。

ところで、RNAが行う多くの調整のなかで、ときにpsiという文字がUの代わりに使われることがある。たとえるなら料理に少し唐辛子を加え、味をピリッとさせるようなものだ。研究者たちは、いくつかのUをpsiに変えたmRNAをマウスに注入した[43]。するとこのmRNAは、マウスの体内に4日間残っていたのに対し、

Uをpsiに変えない場合は6時間しかもたなかった。

そして2020年、新型コロナウイルスが出現し、研究者は新規に研究を行った(44)。このときは、Uをすべてpsiに置き換えた。つまり、前例のない遺伝子の塩基配列を考案したのだ。自然界のどこにも存在しない、人間にも動物にも、植物にも微生物にも見あたらない塩基配列だ。

そして、それを世界的な規模でワクチン接種するのである。この新しく開発されたmRNAの寿命はいつまでなのだろう？　まったくわからないのだ。

しかし、あまり劣化しないことはわかっている。そしてpsiコードを使うと、mRNAの生産能力が高まるのに対し、質が落ちることもわかっている。mRNAワクチンによってタンパク質が多くつくられるものの、質がよくないということは、そこでつくられる抗体の特性もよくないということを意味する。これは大問題だ。

また、ワクチンのmRNAの寿命が4日間を大きく上回ることがわかったのも、2022年3月になってからだった。

ゾッとするのは、この事実が発見されたのが偶然だったことだ！　ポスト・新型コロナウイルスとワクチン接種後の免疫について研究者たちが調べていたとき、コロナワクチンを接種して2ヵ月後の体内に突然、mRNAがまだ残っていることに気づいたのだ……[45]。この事実に安心できるだろうか？

人工のｍＲＮＡは体内に入ってどのような動きをするのか

もう一つ、繰り返された情報は「筋肉にｍＲＮＡを注射したら、そこにとどまっている」というものだが、これも間違いである。

ｍＲＮＡの体内に入ってからの動きについて大まかなことを知るには、同じ技術をベースに行われた、鳥インフルエンザＨ１０Ｎ８型に対するｍＲＮＡワクチンの前臨床試験（ヒトでの臨床試験を開始する前の研究段階）の研究に目を通せば十分だろう。

実際このとき、ｍＲＮＡは研究されたすべての体内組織でみつかっていた。筋肉（注射した場所）や血漿（血液中に循環していることを示す）だけでなく、骨髄、心臓、肝臓、胃、腎臓、肺、結腸、脾臓、リンパ腺、そしてその他の組織、脳からも睾丸からも発見されたのだ(46)。したがって対新型コロナウイルスのｍＲＮＡワクチンは、注射した箇所にじっととどまってはいないと推測できる。

これを理解するには、自然のｍＲＮＡの体内での動きと、ワクチンに使われている人工のｍＲＮＡの体内での動きを比べてみれば十分だ。

自然のｍＲＮＡは、遺伝情報が保存されている細胞核から、厳重に管理された最初の境界線を超えて、細胞質（細胞核以外の領域）へ向かう。そこでそのまま細胞内にとどまることもあれば、エクソソーム（細胞外小胞）に包まれて二番目の境界線を超え、体内を循環することもある。これらそれぞれの段階で、自然のｍＲＮＡは非常に多くのものに出会い、非常に多様な修正を受ける。

他方、ワクチンに含まれる人工のｍＲＮＡは、小さな脂質の膜に包まれている。この膜は脂質ナノ粒子（ＬＮＰ）でつくられている。ＬＮＰは脂肪質の座薬のようなもので、おかげでｍＲＮＡは簡単に細胞膜に入り込むことができ、時間を費やしながら体内を循環する。ということは、体内に長くとどまっているということで、当然ながら、ｍＲＮＡはあらゆるタイプの細胞内でみつかる可能性がある。

ここで最初の問題が提示される。というのも、モデルナ社でもファイザー社でも使用されている一部の脂質は、製品安全データシート（ＭＳＤＳ）の規制リストで、毒性が高いとリストアップされているからだ。これについても、どういうわけか誰も心配していない。

私が問い合わせたところ、欧州医薬品局（ＥＭＡ）が個人メールで伝えてきたのは、量が少ないので毒性はたいしたことはなく、ワクチンも2回接種するだけだから大丈夫ということだ(47)。しかしワクチンを2回接種すれば、当然ながら量は2倍になる。

そこで私は自分で、その脂質に含まれる毒性はたいしたことはないということが事実なのか確認しようとした。２０２1年11月19日付の研究を参考にしたのだが、話はそう簡単ではない。

この研究は、マウスにＬＮＰで包んだ人工のｍＲＮＡを注射して行われたものだ(48)。

結果は、10マイクログラム（1マイクログラム＝100万分の1グラム）の注射で、80パーセントのマウスが24時間以内に死んだ。

次に半分の5マイクログラムでは、20パーセントのマウスが死んだ。さらに量を半分に減らすと、マウスはすべて生き残ったが、毒性は体から消えないこともわかった。

では、人間ではどうなるのだろう？　これら何百万もの脂質ナノ粒子が私たちの細胞を弱らせていることになる。ＬＮＰの特性を部分的に修正したものに対して発生するアレルギー反応は、ワクチン接種において三つのタブーのうちの一つになっている[49]。

それなのにファイザー社は、2万2000人を対象にワクチンを接種した2020年の研究では、アレルギー反応も、アナフィラキシーショック（予後が命にかかわるアレルギー反応）も報告していない[50]。

対して2021年、医学誌『ジャーナル・オブ・アメリカン・メディカル・アソシエーション』に発表された研究では、ファイザー社と同数のワクチン接種者のうち2パーセントのアレルギー反応と、ほぼ4000人に1人のアナフィラキシーショックが報告されている。[51] ファイザー社が公表している研究結果には驚くばかりだ。

さらに、これら毒性のある脂質の一部は、肝臓に蓄積する[52]（用量の15～20パーセント）。そして私たちは、それらがいつ、どう劣化した形であらわれるのかわからないのである。

mRNAワクチンは筋肉に注射される。ファイザー社のデータによると、その後15分以内に血液中に見いだされ、それからmRNAを包んだ脂質の膜は組織中に拡がっていくのだが、いつ分解するかはわからないままだ。

それらは肝臓（代謝を管理する）に打撃を与えるだけでなく、脾臓（免疫を管理する）にも、副腎（ホルモンを生成する）にも、卵巣（おかげで子どもが授かる）、骨髄（血液細胞の生成を管理する）にも到達して傷つける。それどころか、肺、腎臓、膀胱、目、心臓、そして脳にも到達するのである。[53]

要するに、注射後の動きを追跡すると、私たちの身体全体が恒常的な慢性炎症状態と、免疫の疲弊に陥っていくのがわかるのだ。これはマウスで行われた研究でも示されていた。その研究では、「前臨床試験で使用された脂質ナノ粒子には強い炎症性がある[54]」と指摘されていた。

つまり、ｍＲＮＡはラットにもマウスにも、そして人間にも、体内組織に重大な打撃を与えるのである。この研究結果が発表されたのは２０２１年2月、ワクチン接種のキャンペーンが真っ盛りの頃だ。この研究結果を受け、ファイザー社は、遅まきながら、それらを明示したものを機密文書として供給、それが日本政府と、欧州医薬品局（ＥＭＡ）の特定レポートで公表されている[55]。

人々が実際にワクチンを接種したあとになって、製薬会社が製品の体内経路の資料を提供するなどということは、以前は決してありえなかったことである。

新型コロナワクチンが妊婦や授乳中の母親に推奨されない理由

私たちの身体がつくる、自然のｍＲＮＡの一部は涙や汗、唾、尿、母乳を通して体外へ出される。なぜ全部は排出されないのかはわかっていないが、しかし、いずれにしろ危険なことではない。

一方、ワクチンで接種される人工のｍＲＮＡは、ありえないところでみつかることがある。

アメリカ国立衛生研究所（ＮＩＨ）は、世界的に有名な研究所で、このテーマに関する研究はすべて受理していたのだが、各メディアへの発表を決断したのはうち２件の研究のみだった。おそらく何か不安を抱かせることが明らかになったのだろう……。

その2件の研究が明らかにしたのは、mRNAは母乳のなかに入り込んでいるということだ。

「一つの研究では、母乳のサンプル40件のうち36件で、もう一つの研究ではサンプル309件のうち5件で、mRNAが検出されるレベルにあった」。

これらの結果は複数の出版物に掲載された。たとえば『ジャーナル・オブ・アメリカン・メディカル・アソシエーション小児科』2022年9月26日号や、『免疫学のフロンティア』2023年1月11日号などだ(56)。

この結果が重大なものではないことを願うだけである。それでも、疑念はぬぐえない。実際、授乳中の母親と子どもたちに関して、心配される観察がなされていた。それは、ファイザー社からの情報だ。

しかしファイザー社側には、詳細について情報を広く公表する気はまったくなく、45万ページにわたる製品についての詳しい資料の共有を警戒した。もしそれが世界で何十億回ものワクチン接種が実行される前に公表されていたら、確実に役に立っただろう。

ファイザー社は「約75年と4ヵ月後」にそれを公開すると通知したことを[57]、2022年1月にロイター通信が伝えている。

これはアメリカ政府の判断なしに決められたことで、75年と4ヵ月はさすがに長いと判断した裁判所は、この件についての資料を即座に公開するようアメリカ食品医薬局（FDA）に命令した[58]。この決定には、いくら感謝してもしすぎることはない。というのも、この資料に書かれていたのは刺激的で、目からウロコが落ちるような内容だったからだ。

ワクチンを接種した、授乳中の母親の一部は部分麻痺に苦しみ、母乳が出ないか、出ても変色していた。ファイザー社は母乳がどんな色になるかは明らかにしていないが、2021年9月に発表された別の研究で、ファイザー社は「青緑色」だと公表している。このレポートでは、母乳を飲んだ子どもの一部の行動変化も報告されている。「もっとも多いのはイライラ、睡眠不足、眠気で、ファイザー社製のワクチンを接種した母親の子どものあいだで目立って多かった[59]」。

こうして、妊婦にとってｍＲＮＡワクチンが危険であることを示す情報がますます表に出るようになり、とくに２０２２年8月、情報が更新されてからは増えている。この公式通達によると、ワクチン接種は妊婦にも、授乳中の女性にも奨励されていない。[60] しかしそれは当然のことで、ましてや遺伝子治療薬となれば、体内の組織すべてに入り込み、どこでもみつかるからだ！

さらには、研究の工程の当初から、各製薬会社は子どもをつくる可能性のある男性と女性に特別の配慮をし、試験の対象から削除していた。またファイザー社の臨床試験の資料によると、妊婦や授乳中の女性もワクチン試験から排除されている。

排除の11番目の基準として、資料の42ページに「妊婦または授乳中の女性」とはっきりと書かれている。[61] そして試験中に妊娠した女性たちも、妊娠以降はワクチン接種を受けることができない。それも資料の65ページに「ワクチンＢＮＴ１６２ｂ２の候補者の停止ルールの基準」として明記され、カッコ書きで「妊娠テスト」と書かれている。

それならどうして、２０２１年3月に発表された「臨床のアウトライン」で、ファイザー社は50人の妊婦が臨床試験に参加したとしているのだろう？　以下、引用する。「データの締め切り時において（２０２１年3月13日）、ワクチンＢＮＴ１６２ｂ２を接種した参加者のうち50人が、妊娠を報告していた」[62]。

不思議である……。私たちはこれ以上追跡できず、これらの母親も、赤ん坊も調査することができないので、なおさらだ。どうして50人の参加者の情報が公開されないのだろう？　資料では、少なくとも46人がワクチンを接種したとされている。

流産のケースがあったのだろうか？　心臓や奇形の問題があったのか、それとも何もなかったのか？　授乳における懸念はあったのか、なかったのか？　これらの母親から授乳された赤ん坊は感染に弱いのか、どうなのか？　情報は何も公開されていないのだ。

個人がこれまで受け継いできた遺伝子を変えてしまうワクチン

今回のコロナウイルスに対するｍＲＮＡワクチンは、私たちの遺伝子を変質させてしまうのだろうか。この質問に対して私たちは、何度も繰り返し「ＮＯ」と聞かされてきた。アメリカ国立衛生研究所（ＮＩＨ）でゲノムを専門とする部門は、サイト上でこう宣言している。

「ｍＲＮＡのワクチンは安全で、あなたのＤＮＡを変質させることはなく、このワクチンであなたが新型コロナウイルスに感染することもない[63]」。

この文章をよく読むと、それぞれなんの関係もない二つのメッセージが並んでおり、のっけから好奇心に火がつくことになる。ｍＲＮＡワクチンがあなたのＤＮＡを変質させないというのは、大間違い。変質させるのだ。

まず、簡単な例で説明してみよう。トマトに脂質ナノ粒子（ＬＮＰ）の膜で包んだサルのｍＲＮＡを注入する。注入された脂質の小胞は拡散していき、トマトの細胞の多くと融合して、サルのタンパク質をつくることになる。

ここで次の質問をしてみよう。このトマトは遺伝子的に修正されたものだろうか？　答えは「ＹＥＳ」。

ではこのトマトを人間に、サルのｍＲＮＡをスパイクタンパクのｍＲＮＡと置き換えたら、答えは変わるのだろうか？　答えは「ＮＯ」。

トマトでも人間でも答えは同じ。人間も遺伝子的に修正されることになる。

私たちが受け継いできた遺伝子の遺産が、一つの遺伝情報を増やしていく瞬間から、この修正がいつ止まるのかも、それによる遺伝子への影響もわからないままで、どうしてこれらのｍＲＮＡワクチンが私たちの遺伝子に影響を及ぼさないといえるだろうか？

そして、この革命的な技術について、「生命のソフトウエアをハッキングしている」とモデルナ社は表現するが、その説明を、どうして別の意味に解釈できるだろろうか？　まさにその言葉通りではないだろうか？個人が代々受け継いできた遺伝子を、研究者がコード化したものに変えるのだ。

モデルナ社の最高医療責任者で研究チーフのタル・ザクスは、２０１７年、アメリカはボストンでのＴＥＤｘ講演で、次のように明言している。

「本日みなさんに伝えたいのは、私たちは事実として、生命のソフトウエアをハッキングしているということです」。そして、こうつけ加えた。

「各細胞には、このメッセンジャーＲＮＡ、略してｍＲＮＡがあり、これは私たちの遺伝子にあるＤＮＡの決定的な情報をタンパク質に伝えるもので、まさに私たちのすべてをつくっているものです。それら決定的な情報が、細胞がつくるものを決めます。たとえるなら、私たちのオペレーティング・システムのようなものです。（…中略…）したがって、もしこれを現実に変えることができたら（…中略…）、もしソースコード（プログラミング言語で書かれたコードの文字列）を挿入するか、変えることができたら、インフルエンザからガンまであらゆることに深い影響をもたらすことになります[64]」。

私たちのみならず私たちの子孫のゲノムまで修正される

　これについて、もっと詳しく述べていくことにする。なぜならこの遺伝子修正の問題は、私たち人類にとってきわめて重要なことだからだ。

　まず「ゲノム」という言葉が重要で、これは生物のもつ遺伝情報全体のことである。このゲノム（genome）という単語は、「遺伝子 gene」と「染色体 chromosome」を合体したもの。したがって、各組織の生命の本だ。私たちだけでなく、動物、植物、微生物にもゲノムがある。

　ゲノムはなんの役割を果たしているのだろう？　端的にいえば、「生命に欠かせない機能を伝える役割」、それ以外の何ものでもない。ゲノムなしに、生命はありえないのだ。生命の発達と維持をプログラミングするだけでなく、組織の再生にも欠かせない。発達とは、卵細胞から胚芽へ、胎児から赤ん坊へ、子どもから思春期の若者へ、そしてついに大人になることである。維持とは、生きること。そして再生とは、子どもをもつことである。

これらすべてのプログラムは、私たちの遺伝情報すべてを活用して機能する。私たちの全遺伝形質とはつまり、RNAと、二つのゲノム――つまり細胞核とミトコンドリアのゲノムだ。

とはいえ私たちのゲノムは、ほかの多くの生体組織、すなわち人間や動物、植物、微生物……などとの出会いで相互作用する。ウイルスとの出会いの場合は一時的なこともあれば、持続することもある。ウイルスのゲノムの一端が、私たちを占領し、私たちの細胞核に入り込むこともある。

ウイルスはDNAまたはRNAでつくられている。そしてRNAでつくられているからといって、私たちのゲノムを占領しないということにはならない。RNAは直接DNAのなかに入れないので、ここで変化の段階を経るのである。この段階は「逆転写」という名で呼ばれている。転写でも逆の転写で、RNAをDNAに書き写すのだ！　そしてこの逆転写したウイルスのDNAが、細胞核に入り込み、私たちのゲノムの一部になるのである。

この働きが理解されるようになったのは1974年、マサチューセッツ工科大学（MIT）の生物学者ルドルフ・イエーニッシュと彼のチームによる、当時としては信じられない発見のおかげである。

彼らは、採取したマウスの初期胚にモロニー・ウイルス（白血病を誘引することで知られている）のDNAを注入した。するとこのウイルスのDNAのシーケンス（塩基配列）が、研究対象のマウスのゲノムだけでなく、その子どもたちのゲノムにも組み込まれていることを発見した。現在、私たちのゲノムの約8パーセントは、これらウイルスのシーケンスでつくられていると推定されている。それが意味するのはつまり、ウイルスのシーケンスには私たちのゲノムを占領する能力があり、そして私たち人類は、これらウイルスとの出会いの歴史を遺伝的に受け継いでいるということだ。

ルドルフ・イエーニッシュと彼のチームは、かの有名な新型コロナウイルスにも取り組んだ。そこで彼らは大きな一石を投じた。新型コロナウイルスのＲＮＡのシークェンスが、培養したヒトの細胞に入り込むことを明らかにしたのだ。もちろん、試験管内での実験だ。これらの結果が発表されると、一部から疑問の声があがったことを受け、チームは異なる三つの技術を使ってあらためて証明し、アメリカ科学アカデミーの機関紙で発表した[65]。

では、肝心の生体内ではどうなるのだろうか？　これもまた２０２０年夏、アメリカの研究チームによって、コロナウイルスのＲＮＡの一端がヒトのゲノムに入り込んだことがわかった[66]。このコロナウイルスは、新型コロナウイルスにきわめて類似し、同一性を95パーセント共有するものだ。この研究でもまた、新型コロナウイルスのＲＮＡの一端が、私たちのゲノムに入り込む可能性への理解が進むことになる。

しかも入り込む場所が問題だ。というのも、この研究で明らかになったのは、このＲＮＡの一端のあった場所がＮＴＮＧ１遺伝子のなかだったことだ。実は、これは統合失調症にかかわる遺伝子だ……。

では、そのとき何が起きているのだろう？　ゲノムに入り込むのはＲＮＡで、私たちのゲノムはＤＮＡでつくられているのに？

エイズウイルスを例に挙げよう。このウイルスは私たちの身体に入り込むのに、一種の「ナイフ」のようなもの（「逆転写酵素」と呼ばれている）を使い、ゲノムのなかにまで入り込む。新型コロナウイルスの場合、ウイルス自体にナイフはないのだが、しかし私たち自身に存在するナイフを使うのだ（なぜなら私たちもそれをもっているから）。そしてこのナイフのおかげで、私たちの細胞のゲノムに入り込むことができる。前述の生物学者イエーニッシュは、新型コロナウイルスは私たちの細胞に入り込むのにほかにも方法をもっているようだと報告しているが、現時点で全部はわかっていない。

この研究発表は、激しい議論をまき起こした。というのも、意識下でこう問いかけることになるからだ。

ｍＲＮＡワクチンのＲＮＡも私たちのゲノムに入り込むとしたら、私たちと私たちの未来の子孫のゲノムも修正されているのだろうか？　答えは「ＹＥＳ」！

遺伝子の修正でガンのリスクが高まる

２０２２年２月、医学誌『分子生物学における現在の問題』で発表された、スウェーデンの研究で明らかになったのは、培養したヒトの細胞とｍＲＮＡワクチンを少し接触させたら、小さなナイフが目覚め、そして目覚めただけでなく、ワクチンのｍＲＮＡを認識し、ＤＮＡに逆転写することができた(67)……。

しかし、ここで終わりではない。人々の期待に反し、２０２２年９月の研究で明らかになったのは、細胞核、つまり私たちの遺伝情報が保管されている金庫のなかで、スパイクタンパクとそのｍＲＮＡがみつかり、その影響についてはまったくわからないということだ(68)。それなのにアメリカ国立衛生研究所（ＮＩＨ）は、こういっていた。「ｍＲＮＡは細胞核には決して入らず、そこにある私たちのＤＮＡ（遺伝物質）は守られている」[69]。

一方、遺伝子の修正はエピジェネティクスのレベルにも存在する。たとえば一部のウイルスは血液中で、エピジェネティクスの生物学的年齢を加速させ、心血管疾患になる可能性を高めることがある。ということは、これら新型コロナウイルスを含むウイルスは、ゲノムまで入り込まなくても、エピジェネティクスのレベルでＤＮＡを修正できるということだ[70]。

いまのところ、これ以上のことは起きていない。しかし、１９７４年から積み重ねてきた知識すべてが示しているのは、「ｍＲＮＡのワクチンが私たちのＤＮＡを変質させることはありえない」と言い切るのは、完全に間違っているということだ。

もっと先へ行ってみよう。このワクチンのｍＲＮＡが前例のないほど安定しており、私たちの細胞のなかにとどまりつづけることを考えると、早かれ遅かれ、前述の「小さなナイフ（逆転写酵素）」の一本と出会うことは、大いに想像できる。そして出会うということは、ＤＮＡに逆転写することであり、つまり細胞核のなかに入り込み、一体化する可能性があるということだ。ｍＲＮＡが私たちの細胞のなかに異常なほど長く残るという事実は、一方でこのナイフと出会うリスクが高まるということだ。

しかし、驚くべき事実はまだ続く。細胞同士がお互い融合し合っているイメージ映像があり、みているとそれぞれの核に近づいて、肥大化することを示している。これらの説明によると、ここで融合を繰り返しているのは例のスパイクタンパクだ。したがって、私たちの身体はｍＲＮＡワクチンによって、このタンパク質の生成工場になったということだ。その研究を引用する。「スパイクタンパクがｍＲＮＡワクチンを接種した個人の細胞の一部と融合しないと証明されるまで、この映像が示す可能性はあると考えるのが理にかなっているだろう[71]」。

問題は、細胞が融合することで、ＤＮＡのエピジェネティクスも変質し、ガンのリスクが高まるということだ。これもまた遺伝子の修正による影響だ。

ファイザー社が公表する副作用リストに、なぜ遺伝性疾患があるのか

新型コロナワクチンに対して、私たちはもっと時間をかけ、ｍＲＮＡを使うにしても自然の遺伝子による薬の研究・開発を待つことができただろう。各製薬会社もまず、ワクチンがゲノムに与える毒性や、ガンを誘発する可能性（ゲノムの変質＝ガンであることが多い）など、すべてを分析すべきだった。しかしそれは事前には行われず、事後も行われなかった。というのもこれらの研究によって、ゲノムに与える毒性の可能性（遺伝子毒性）への扉を開いたにもかかわらず、各製薬会社ならびに科学界からの反応は、驚くほどないからだ。なぜこの研究に対する反応がないのだろう？　要するに、私たちに得体のしれない不安を抱かせるからだ。

それにもかかわらず私たちは、ワクチンを信用せざるをえない状況にあった。な

ぜなら、権威ある科学機関すべてと同じく、アメリカ疾病対策センター（CDC）は私たちに、コロナワクチンは「変化せず、何があっても私たちのDNAと相互作用などしない[72]」と保証したからである。

ただし、アメリカは情報公開が自由かつ義務でもある国だ。誰にでも公的機関に質問する権利があり、何を根拠にこれらのことを確信しているのか尋ねることができる。

情報の共有を強く促されたCDCは、コロナワクチンによる遺伝子の変化に関する情報が完全に欠如していることについて、次のように答えた。

「我々の元にある資料を調査した結果、あなたがたの要望に応えられるものはいっさいなかった[73]」。これでは、目をつぶって先へ進め！　ということだ。

想像してみよう。このワクチンは何千万という成人だけでなく、幼い子どもたちにまで接種された。しかもワクチン接種の前に十分な情報を与えず、私たちのDNA、ゲノムを守るための警戒をいっさいさせなかったのだ。それを思うと、私は目がくらむほどの不安に陥っていく。

すでに述べたように、ファイザー社の45万ページにもわたる臨床試験の資料は、２０２１年末から「75年と４ヵ月後」に、公開されるのだが……。いずれにしても、このなかの30ページ、「特別な関心のある副作用のリスト」(74) だけは読むことができる。

これをみるだけでも、大きな衝撃を受けるだろう。まず、その数だ。ファイザー社が「特別な関心のある副作用」としてリストアップしている病気は、なんと１万５３０２件以上もある！

その最初の１行目に載っている病気を引用しよう。「１ｐ36欠失症候群」とあり、これは先天的な染色体異常の一つで、簡単にいうと、１番染色体の一端（ｐ36という領域）が欠けていることによって起こる遺伝性疾患だ。

ということは「特徴的な顔貌、低血圧、発達遅延、知的障害、てんかん、心臓欠陥、言語取得の欠如または遅れ、出生前発育遅延」になるおそれがあるということだ。これらの症状は、稀少疾患情報の収集・管理を行っている国際機関オーファネット（Orphanet）で確認することができる。知的障害と、筋力低下をともなう異形（顔と心臓）によって生活に支障をきたす難病だ。もう一度いうが、これは果てしなく続く恐ろしい副作用リストの、最初の1行にすぎない……。

どうしてｍＲＮＡワクチンが、染色体の一端の欠失と結びつくのだろう？　そう思いながら、ファイザー社の副作用のリストを長時間ながめていた私は、一つだけでなく、オーファネットのリストを参考に90もの遺伝性疾患をみつけ、驚きと恐怖に襲われた。

願わくば、ファイザー社にはワクチンの副作用リストにあった病気のなかでも、とくに90件の遺伝性疾患について、詳しく説明してほしいものである。

一方で、アメリカ赤十字社の説明には好感を抱いた。というのも、とくにアメリカの輸血業務を担うこの機関は２０２１年4月19日、輸血には非ワクチン接種者の血液しか使わないことを、当時のツイッター（現Ｘ）で発表している。[75]果たして、これが意味していることはなんなのだろうか？

(1) https://clinicaltrials.gov/ct2/show/record/NCT02140138?term=mRNA+CV9104+Cureva c&cond=Prostate+Cancer&phase=014&draw=2&rank=1
(〃) https://www.genengnews.com/topics/translational-medicine/curevac-prostate-cancer-vaccine-candidate-fails-phase-iib-trial/
(2) https://clinicaltrials.gov/ct2/show/record/NCT02140138?term=mRNA+CV9104+Cureva c&cond=Prostate+Cancer&phase=014&draw=2&rank=1
(3) https://clinicaltrials.gov/ct2/show/NCT00204516?term=mRNA+vaccine&sort=nwst&dra w=3&rank=391
(4) https://pubmed.ncbi.nlm.nih.gov/34696168/
(〃) https://pubmed.ncbi.nlm.nih.gov/33692796/
https://pubmed.ncbi.nlm.nih.gov/20625504/
(5) https://pubmed.ncbi.nlm.nih.gov/28123889/
(〃) https://pubmed.ncbi.nlm.nih.gov/30770959/
(6) https://www.sciencedirect.com/science/article/abs/pii/S1521661611003342?via%3Dihub
(7) https://www.ncbi.nlm.nih.gov/pmc/articles/PMC4752409/
(〃) https://clinicaltrials.gov/ct2/show/results/NCT02888756
(8) https://www.ncbi.nlm.nih.gov/pmc/articles/PMC6580477/
(9) https://www.thelancet.com/journals/lancet/article/PIIS0140-6736(17)31964-5/fulltext
(〃) https://www.thelancet.com/journals/lancet/article/PIIS0140-6736(17)31665-3/fulltext
(〃) https://pubmed.ncbi.nlm.nih.gov/33487468
(10) https://pubmed.ncbi.nlm.nih.gov/33487468/
(11) https://pubmed.ncbi.nlm.nih.gov/23817721/
https://pubmed.ncbi.nlm.nih.gov/37037396/
(12) https://www.ncbi.nlm.nih.gov/pmc/articles/PMC5475249/
(13) https://www.astrazeneca.com/media-centre/press-releases/2021/azd8601-epiccure-phase-ii-trial-demonstrated-safety-and-tolerability-in-patients-with-heart-failure.html
(14) https://finance.yahoo.com/news/astrazeneca-drops-moderna-partnered-phase-174639508.html?guccounter=1
(15) https://www.businesswire.com/news/home/20200414005276/en/Moderna-Highlights-Opportunity-of-mRNA-Vaccines-at-its-First-Vaccines-Day
(16) https://www.jci.org/articles/view/134915#B8
(17) https://clinicaltrials.gov/ct2/show/record/NCT04528719?term=mRNA+vaccine&cond=R espiratory+Syncytial+Virus+%28RSV%29&draw=2&rank=3
(〃) https://clinicaltrials.gov/ct2/show/NCT05127434?term=mRNA+vaccine&cond=Infectiou s+Disease&phase=2draw=2
(18) https://investors.modernatx.com/news/news-details/2020/Moderna-Announces-Updates-on-Respiratory-Syncytial-Virus-RSV-Vaccine-Program/default.aspx
(19) https://investors.modernatx.com/news/news-details/2021/Moderna-Announces-Clinical-Progress-from-its-Industry-Leading-mRNA-Vaccine-Franchise-and-Continues-Investments-to-Accelerate-Pipeline-Development/default.aspx

(20) https://investors.modernatx.com/news/news-details/2022/Moderna-Initiates-Phase-3-Portion-of-Pivotal-Trial-for-mRNA-Respiratory-Syncytial-Virus-RSV-Vaccine-Candidate-Following-Independent-Safety-Review-of-Interim-Data/default.aspx
(21) https://www.washingtonpost.com/video/washington-post-live/wplive/albert-bourla-on-why-mrna-technology-was-counterintuitive-in-producing-an-effective-vaccine/2022/03/10/c397ca8c-afaa-4254-b860-b2cca54b0ecf_video.html
(22) https://www.cdc.gov/vaccines/vac-gen/imz-basics.htm
(〃) https://web.archive.org/web/20190317031654/https://www.cdc.gov/vaccines/vac-gen/imz-basics.htm
(〃) https://www.cdc.gov/vaccines/vac-gen/imz-basics.htm
(23) https://cen.acs.org/business/start-ups/mRNA-disrupt-drug-industry/96/i35
(24) https://pubmed.ncbi.nlm.nih.gov/35805941/
(25) https://www.ncbi.nlm.nih.gov/pmc/articles/PMC7599751/
(26) https://edition.cnn.com/2022/08/11/business/moderna-covid-vaccines-annual-booster-intl-hnk/index.html
(〃) https://www.businessinsider.com/moderna-ceo-compares-new-covid-19-vaccines-iphones-2022-8?r=US&IR=T
(27) https://www.nature.com/articles/d41586-022-02286-7#ref-CR6
(28) https://www.nature.com/articles/s41593-020-00771-8#Sec1
(29) https://pubmed.ncbi.nlm.nih.gov/34328172/
(30) https://www.thelancet.com/journals/ebiom/article/PIIS2352-3964(21)00134-1/
(31) https://pubmed.ncbi.nlm.nih.gov/35579205/
(32) https://pubmed.ncbi.nlm.nih.gov/34942250/
(33) https://www.nature.com/articles/d41586-022-02286-7#ref-CR6
(34) https://www.frontiersin.org/articles/10.3389/fmicb.2020.01800/full
(35) https://pubmed.ncbi.nlm.nih.gov/33113270/
(36) https://www.fda.gov/media/145493/download
(37) https://www.fda.gov/news-events/press-announcements/fda-brief-fda-authorizes-longer-time-refrigerator-storage-thawed-pfizer-biontech-covid-19-vaccine
(38) https://www.who.int/docs/default-source/coronaviruse/act-accelerator/20h20_18-jan_comirnaty_20235b_jobaids_vaccine-explainer.pdf?sfvrsn=66d512c6_3
(〃) https://www.cdc.gov/vaccines/covid-19/info-by-product/pfizer/downloads/Pfizer_TransportingVaccine.pdf
(39) https://www.bmj.com/company/newsroom/concerns-over-integrity-of-mrna-molecules-in-some-covid-19-vaccines/
(40) https://www.trialsitenews.com/a/a-further-investigation-into-the-leaked-ema-emails-confidential-pfizer-biontech-covid-19-vaccine-related-docs-5102039c
(41) https://pubmed.ncbi.nlm.nih.gov/9032234/
(42) https://pubmed.ncbi.nlm.nih.gov/22334017/
(43) https://pubmed.ncbi.nlm.nih.gov/22334017/

(44) https://pubmed.ncbi.nlm.nih.gov/33301246/
(45) https://pubmed.ncbi.nlm.nih.gov/35148837/
(46) https://pubmed.ncbi.nlm.nih.gov/28457665/
(47) https://fddlp.org/wp-content/uploads/2021/11/LEX_FDDLP_RapportVaccin_FINAL_AHenrion_Caude_11nov21-75-pages.pdf
(48) https://www.cell.com/iscience/fulltext/S2589-0042(21)01450-4?_returnURL=https%3A%2F%2Flinkinghubelsevier.com%2Fretrieve%2Fpii%2FS2589004221014504%3Fshowall%3Dtrue
(49) https://www.vidal.fr/actualites/27505-les-trois-contre-indications-des-vaccins-a-amm-comimaty-ou-spikevax-contre-la-covid-19.html
(50) https://pubmed.ncbi.nlm.nih.gov/33301246/
(51) https://jamanetwork.com/journals/jama/fullarticle/2777417?guestAccessKey=9a14fcd0-198f-4087-a7e1-e1cc6fA7a0d3&linkID=112901050
(52) https://www.docdroid.net/xq0Z8B0/pfizer-report-japanese-government-pdf#page=17
(〃) https://www.ema.europa.eu/en/documents/assessment-report/comirnaty-epar-public-assessment-report_en.pdf
(53) Ibid
(54) https://www.cell.com/iscience/fulltext/S2589-0042(21)01450-4?_returnURL=https%3A%2F%2Flinkinghub.elseviercom%2Fretrieve%2Fpii%2FS2589004221014504%3Fshowall%3Dtrue
(55) Voir note 52
(56) https://www.ncbi.nlm.nih.gov/books/NBK565969/
(〃) https://jamanetwork.com/journals/jamapediatrics/article-abstract/2796427
(〃) https://www.frontiersin.org/articles/10.3389/fimmu.2021.783975/full
(57) https://www.reuters.com/legal/government/paramount-importance-judge-orders-fda-hasten-release-pfizer-vaccine-docs-2022-01-07/
(58) Ibid
(59) https://archive.org/details/5.3.6-postmarketing-experience_202203
(〃) https://pubmed.ncbi.nlm.nih.gov/34492204
(60) https://www.gov.uk/government/publications/regulatory-approval-of-pfizer-biontech-vaccine-for-covid-19/summary-public-assessment-report-for-pfizerbiontech-covid-19-vaccine
(61) https://media.tghn.org/medialibrary/2020/11/C4591001_Clinical_Protocol_Nov2020_Pfizer_BioNTech.pdf
(62) https://phmpt.org/wp-content/uploads/2021/12/STN-125742_0_0-Section-2.5-Clinical-Overview.pdf
(63) https://www.genome.gov/about-genomics/fact-sheets/Understanding-COVID-19-mRNA-Vaccines
(64) https://www.youtube.com/watch?v=AHB2bLILAvM
(65) https://pubmed.ncbi.nlm.nih.gov/33958444/
(66) https://pubmed.ncbi.nlm.nih.gov/32503821/

(67) https://pubmed.ncbi.nlm.nih.gov/35723296/
(68) https://pubmed.ncbi.nlm.nih.gov/36203551/
(69) https://covid19community.nih.gov/sites/default/files/2021-02/CEAL_mRNA_vaccines_fact_sheet.pdf
(70) https://www.mdpi.com/2076-393X/9/1/3/htm
(71) https://pubmed.ncbi.nlm.nih.gov/34917266/
(72) https://www.cdc.gov/coronavirus/2019-ncov/vaccines/facts.html
(73) https://icandecide.org/wp-content/uploads/2022/03/1188-Final-Response-Letter.pdf
(74) https://archive.org/details/5.3.6-postmarketing-experience_202203
(75) https://twitter.com/RedCross/status/1516567706492878851?s=20&t=ts-wKF19mlzQJ2sVB6FD8Q

第5章

ワクチンの認可、製品化の過程に潜む重大なリスク

巨大製薬会社が抱える薬害スキャンダルの実態

この章では、一つの疑問だけを取り上げよう。

「私たちはビッグ・ファーマ（巨大製薬会社）を信用できるのだろうか？」

一般的にいえば、答えは「ＹＥＳ」だろう。しかし、本当にそうだろうか。

みなさんは次のような事実をご存じだろうか。

・ビッグ・ファーマは１００件もの有罪判決の対象になった。

・ビッグ・ファーマは臨床試験が終わっていないコロナワクチンを製品化している。

・ビッグ・ファーマはコロナワクチンを驚異的な高値で世界中に売っている。

これらについて、真実を包み隠さず話そう。まずは、巨大製薬会社が抱える裁判沙汰についてだ。

１９５０年代、初の薬害スキャンダルとして世界を騒がせたのが、サリドマイド事件だった。ハンセン病とインフルエンザに効果のある奇跡の薬として売られたこの製品は、新生児の重大な先天性奇形や難聴、顔面麻痺、先天性心疾患を引き起こした。

注目すべきは、この薬を開発したドイツの製薬会社グリュネンタール社の使用説明書には、副作用について何も言及がなかったことだ。それも当然、薬の箱には使用説明書なども何も入っていなかったから……。二重の悲劇は、この薬が製品化されたばかりということもあって、医師たちがその薬が引き起こすことを知らずに、軽率に妊婦たちに処方したことだ。なぜか？　この薬はつわりの主な症状である吐き気を抑えたからである。

サリドマイドの効用に疑問が生じたのは、この薬を服用した母親たちから子どもが生まれたときだ。薬と赤ん坊の奇形やその他の症状の関係が明確になったのが１

960年代だった。

製品は即座に使用禁止になったが、時すでに遅く、2万人もの子どもたちが代償を払っていた。うち半数は1歳の誕生日前に亡くなり、残る1万人が現在は成人し、この投薬による影響をいまだに受けている。

その後——2012年になってようやく、グリュネンタール社は謝罪した。その謝罪が、薬害発生から60年後に行われたことは大目にみよう。また、世間から糾弾されたあとの会社の対応についても、ここでは控えておく。

ではなぜ、私はこの薬害の話をしたのか？　なぜならこの事件は、ヨーロッパでの医薬品の管理を強化する法体制のベースになったからだ。そして、このような薬害が二度と起こらないような体制がつくられた——ただし、それは夢の世界での話。

というのも現実はまったく異なる。私たちの病気を治してくれるはずの製薬会社が起こした薬害の事例をすべてリストにしたら、1000ページ近くは必要になってしまう。だから、ここではいくつかの例だけを紹介する。

1990年代終わりからアメリカでは、オピオイド（ケシから採取されるアルカロイドからつくられる一種の合成薬）系鎮痛薬によって、56万4000人以上の死者を出した(1)。

たとえば、オピオイドをベースにした鎮痛薬オキシコンチンは、とくに高い依存性があった。あとでわかったことだが、製造元の製薬会社パーデュー・ファーマ社はこの薬に非常に高い依存性があることを知っていたにもかかわらず身体的負担が少ないというキャンペーンを行った(2)。とくに力を入れたのが訪問販売で、同社は数百人、いや数千人の医師を訪問し、オキシコンチンを売り歩いた。

その後、パーデュー・ファーマ社はグリュネンタール社と同じように謝罪した。というより実際は2021年、アメリカ連邦裁判所は被害者と薬を処方した医療施設に和解金45億ドルを支払う判決を下し、同社とオーナーは免責と引きかえに同意している（この裁判はいまも継続中）。

アメリカの製薬大手メルク社の抗炎症剤バイオックスは、16万件もの脳卒中や心筋梗塞の原因となり、アメリカだけで6万人の死者を出している。

また疲労や異常な空腹感に効果があるとされる薬、メディアトール（フランス・セルヴィエ社）は、約2000人の死者を出した。そして流産を予防するために処方された合成ホルモンの薬剤ジエチルスチルベストロールでは、生殖器のガンや疾患を誘発しただけでなく、リスクは後続世代にも伝播した。子宮ガンになった女性が乳ガンになるリスクは2倍だ。三世代目の子どもたちは、脳性麻痺になるリスクが増大、未熟児になる率も高くなった。

ほかにも大手製薬会社が有罪判決を受けた最新例の一つとして、レボチロキシン薬害についても話さなければならないだろう。メルク社が販売するこの薬は、抗甲状腺機能低下に処方されるもので、製薬会社が薬の製法を変更する——いや、その情報を使用者に伝えるのを忘れる前までは機能していたようにみえる。問題は、新しい製法によってつくられた薬が疲労や頭痛、不眠、めまい、うつ病、関節痛や筋肉痛、脱毛症などの重度の副作用を引き起こしたことだ。

結局メルク社は、引き続き使用していたフランス人の患者3万1000人に、330万ユーロもの賠償金の支払いを命じられた。しかし、恐ろしいことにいまだに市場から薬を引き上げてはいない……。メルク社によると現在、フランスだけで250万人の患者がレボチロキシンの新薬を日常的に使っているそうだ[3]。

ファイザー社の数々の不祥事から垣間見える倫理観

こんな恐ろしい話はもう終わりにしたいところだが、最後に、ファイザー社の事例に触れないわけにはいかない。この社名は、みなさんにはすでにおなじみだろう。世界でもっとも多く使用されている新型コロナワクチンの一つを製造している巨大な製薬会社だ。

ファイザー社が過去、世界中のさまざまな国からたびたび法的措置を受けているのは歴然とした事実だ。そのうちの1件、２００９年に医薬品販売法違反の判決が下った23億ドルもの罰金および和解金は、すべての製薬会社を含めて過去最高額だ。

アメリカ司法省によると、ファイザー社が有罪判決を受けたのは、「不正な商取引」と医師への「賄賂」が理由だ。この事例の主役は、抗炎症剤ベクストラ。この

薬は2005年、副作用が理由で市場から引き上げられた。その4年後、今度はその販売方法を理由に有罪判決を受けた。(4)

今回の新型コロナワクチンが、ファイザー社の倫理観より信頼できるものであることを願うばかりである。

ほかにもある。2012年、ファイザー社は買収行為により6000万ドルの罰金刑を受けた。(5)やはりアメリカ司法省によると、同製薬会社は「ユーラシア数ヵ国での事業展開を早めるため、ブルガリア、クロアチア、カザフスタン、ロシアの各国政府の責任者に、数百万ドルの賄賂を渡した」とされている。

また、ナイジェリアで髄膜炎が流行した際、ファイザー社が保健当局の承認も親の承諾も得ずに子どもたちに未承認の薬を試験的に投与し、11人が死亡、多数の子どもたちに重度の後遺症が残ったこと、(6)その後に薬代を水増し要求したことで(7)非難を浴びたというのも厳然たる事実だ。そして同社の代表が、薬に関して間違って断言したことを非難されたのも事実だ。(8)そしてまた、ファイザー社が、欠陥のある心臓弁膜症用の人工弁で有罪判決を受けたのも事実だ(9)。

あらためて、今回の新型コロナワクチンが、ファイザー社の倫理観より信頼できるものであることを願うばかりである。

ちなみに、ファイザー社と何十億回分の新型コロナワクチンを購入する取引が成立したとき、EUの政策決定機関である欧州委員会は同社が、数々の薬害事件を経て、いまは厳格な倫理観をもっていることを確認していた。さらには2021年4月26日、欧州委員会は一人の議員の質問に対する答えで、懸命に同社を弁護していた。しかし、私たちは本当にこの会社を信頼できるのだろうか?

この議員が問いただしたのは、新型コロナワクチン購入の契約時に、ファイザー社がこれまで司法の場で下されてきたいくつかのマイナスの判断を考慮したのかどうか、ということだった。このときの議事録には、ワクチン購入に関するEUの調査について、「その無害性、有効性、医薬品としての質に関する信頼できる情報」とともに、きれいごとの文言が並んでいる。しかしこの会社に下された数々の有罪判決については一言も触れていないのである。

最後に、各製薬会社に公正を期すためにも、過去に有罪判決を受けたのはファイザー社だけではないことをつけ加えておこう。ほぼすべての大手製薬会社は、さまざまな国で司法によって罰せられてきた。そのなかのファイザー社とジョンソン&ジョンソン社が、私たちがもっとも多くワクチンを接種している会社だというだけである。(10)

臨床試験が終わっていない段階で製品化されたワクチン

一般に、ワクチンが製品化されるまで、ゆうに10年はかかるといわれている。それはなぜか？

通常は、研究段階のあと、動物実験を行い、それから人間で試すからだ。この「段階」は臨床試験では「フェーズ」、日本語では「相」と呼ばれている。3段階あり、各段階で研究は精査され、被験者を増やしていく。何よりワクチンの将来的な使用者の安全を保証するためだ。

第1相（フェーズ1）では、製品の毒性を評価する。この段階にかかわるのはほんの少数の患者で、一般的には数十人だ。ワクチン候補が注射され、大きな問題がないことを確認する。一言でいえば、誰も死なないかどうかの確認だ。

このとき、体内組織のなかで製品がどう反応するかも調べる――これをキネティクス（どのくらいの速さで体内で吸収・分泌・代謝され、体外に排出されるかなど）という。最後に、この段階で決められるのが、将来的な接種用量、つまり身体が容認できる量である。通常、この段階は１～２年ほどかかる。

第２相（フェーズ２）では、ワクチン候補の有効性を評価する。幅広い患者のサンプル、一般的には１００～４００人で行われる。通常、製薬会社はここで比較試験を始める。患者のグループを二つに分け、一方にはワクチンを、他方にはプラシーボ（有効成分が入っていない偽薬）を、もちろん参加者には何も知らせずに接種し、ワクチン接種者と非接種者の状態が比較できるようにする。

この段階で、ワクチンの有効性を決定する。そしてまたここで、ワクチンが製品化されたときに接種する用量をより詳細に調整する。同時にこの段階を通して、副作用の可能性があるかどうかに目を光らせる。通常、この段階は３～５年かかる。

第3相（フェーズ3）では、サンプルとしての患者の幅を拡大する。ここまでくると数千人の規模で、異なる人口集団、異なる用量で試験する。この段階は、第2相と同じように、3~5年かかる。これが一般的だ。

しかしコロナワクチンの場合は、各製薬会社はこの第3相（フェーズ3）でもっと多くの患者で試験をしている。モデルナ社が試験したのは3万人、アストラゼネカ社は4万人。ファイザー社は4万4000人、ジョンソン&ジョンソン社は二つの試験で9万人だった。この段階の目的はきわめて重要で、ワクチンの利益とリスクの比率を製品化する直前に……あるいは新型コロナウイルスの場合は製品化の直後に、評価を行うことだ。というのも今回は、順番を逆にしたのだ。そう、新型コロナワクチンをまずは市場に出し、無謀にも、第3相を終える前に接種したのだ！

フランスの厚生大臣オリヴィエ・ヴェランは2021年7月2日、パリ郊外オー・ド・セーヌでの記者会見でこう断言した。

「しばしば耳にするフェイク・ニュースに、『ワクチンはまだ試験中』というのがある。これは完全に間違いだ。第3相は何ヵ月も前に終わり、有効だ。地球上で30

億人への注射が実行され、事態はうまく回っている。みなさんも接種していい、なんの問題もない」。

まったくの大嘘だ。ちなみに彼以外に、どの国の政治家もこのことについては発言していない。世界中の政治家は同じ調子で「徹底的にワクチンを！」といっていた。第３相が終わっていないとは誰もいっていないのだ。信じられないことだが、事実だ。

私は遺伝学者として、たびたびテレビやラジオに出演し、元老院やルクセンブルクの代議院での公聴会にも出席して、そのことを訴えた。しかし、政治家たちの反応は鈍かった。

不安がますますつのっていくのは、安全性薬理学の研究が何一つ、これまでも現在もなされていないことだ。これはいったい何を意味するのか？　ただ単に、お目付役であるはずのヨーロッパや国際社会の規制機関が、新型コロナワクチンは、人体の重要な機能に害はなさないと認めたということだ。

もっと悪いのは、発ガン性に関する検査も何一つ行われなかったことだ。これは非常に簡単な検査で、ワクチン候補にガンを誘発する傾向があるかどうかを調べるだけなのだ。

懸念すべき点はほかにもある。これは遺伝子技術を使ったワクチンであるのに、遺伝毒性の研究もされていない。

最後に、ほかの薬との相互作用の研究もいっさいされていない。そのうえ、二次的な薬力学（医薬品のもつ成分が身体に及ぼす好ましくない影響）の観点からの調査、つまり、ワクチンを打ったことによって生じる有害事象も研究されていないのだ。(11)

疑問だらけのコロナワクチン認可の経緯

なかには、このワクチンの開発は緊急案件で、前述のような検査を行う時間もなかったという人もいるだろう。しかし私にいわせれば、すでに製品化しているのに、まだ検査が終わっていないことのほうが緊急事態だ。

アメリカ国立衛生研究所（ＮＩＨ）のサイト、ClinicalTrials.gov のデータによると、モデルナ社のワクチンが臨床試験の第３相（フェーズ３）を終え、最終的にデータを収集した日付は２０２２年12月29日。

それよりもっと遅いのが、ファイザー・ビオンテック社で２０２３年２月15日、アストラゼネカ社は２０２３年２月24日、ヤンセンファーマ社（ジョンソン&ジョンソン社傘下）は２０２３年３月31日となっている。

うち18歳以下の子どもたちの臨床試験を認可されたのは、モデルナ社とファイザー社のみで、対象となるのは生後6ヵ月から11歳の子どもたちだ。子どもたちの臨床試験の第3相が終わるのは、モデルナ社は2023年11月12日、ファイザー社は2024年5月24日と予告されている。そのあいだに、世界人口の約70パーセントがすでにワクチン接種されているのだ。

ここで2022年6月9日に発表された報告書を引用しよう(12)。

「健康上の緊急事態と効率化に対処するため、欧州医薬品局はコロナワクチンに対して初めて、正式な申請に必要なデータが得られるまで検査を継続する、『ローリング・レビュー』(逐次審査を行うこと)と呼ばれる製造・販売の承認申請制度を実施する。各製薬会社から取得したデータは(…中略…)、リアルタイムで各保健機関に伝達され、これによって通常は1年ほどかかる評価の時間を短縮できる」。

要するに、製造・販売の承認は各製薬会社が申請するだけで認可されるということだ。これが今回、人類全体へのワクチン接種が決められたときの経緯で、どう考えても疑問がわく……。

同じ報告書には、続けてこんなことが書いてある。

「各製薬会社から提供されたデータを元に、さまざまな新型コロナワクチンが条件つきで製品化を許可された（…中略…）。この条件つきという文言が多くの批判を呼び、一部の市民は『自分たちはワクチンの人体実験の一部に使われている』と感じる人もいる。しかし、条件つきの製造・販売の承認を与えることは、多くの規制に応じなければならず（…中略…）、多くの条件が必須として求められている。

たとえば、次のような条件である。

①取得したデータにおいて利益とリスクの比率がポジティブであること

②承認後、製薬会社側に、完全なデータを提供する能力が高い確率で存在すること

③満たされていない医療ニーズに応えるものであること

新型コロナワクチンは、①の「取得したデータにおいて利益とリスクの比率がポジティブであること」という条件は満たしているのだろうか？　これらのデータを作成したのは製薬会社であることは周知の事実であり、利害がからんで公正を欠くことになるのではないだろうか？

②の「承認後、製薬会社側に、完全なデータを提供する能力が高い確率で存在すること」という条件についてはどうだろう？　完全なデータを提供するのにどのくらい時間がかかるかということなら、ファイザー社の場合、75年と4ヵ月後だが……？

③の「満たされていない医療ニーズに応えるものであること」という条件についてはどうか？　もしこれに「ＹＥＳ」と応えるなら、医療ニーズは満たされていないということになり、それまで世界中で権威ある科学誌に何千と発表された研究を軽視することになる。それらの研究で対コロナウイルスの薬として打ち出されているのは、ビタミンＤやイベルメクチン、アジスロマイシンや、ヒドロキシクロロキンなどである。しかしこの問題に関しては、それぞれの医師の職業倫理に委ねるこ

とにしよう。医学の父といわれる古代ギリシャの医師ヒポクラテスは「患者に利する治療法を選択する」と、神々に誓っている……。つまり医師の責任とは、自分自身で探し求めることで、既成の答えをうのみにすることではない、ということだ。というのも、治療法については賛否両論があり、ここで重要なのは患者の命なのである。

コロナワクチンを異様な高値で売りまくる巨大製薬企業

オックスファム（ＯＸＦＡＭ）は、主に貧困や飢餓と戦う世界の20組織が集結した国際団体である。１９９２年に非政府系組織として唯一、ノーベル平和賞を受賞した。この組織が、サイトに発表したことをみてみよう。

「ファイザー社、ビオンテック社、モデルナ社――世界でもっとも使用されている三つの新型コロナワクチンを生産するこれらの大企業は、２０２１年には１秒あたり１０００ドルという記録的な利益をあげた。

これら大企業の年間利益は、およそ課税前で３４０億ドルと推定され、換算すると１秒で１０００ドル以上、１分で６万５０００ドル、１日で９３５０万ドルを稼ぎ出していることになる。さらにいうと、これら製薬会社の法外な利益により、９

人の新興大富豪が出現した。

ファイザー社は２０２２年2月のプレスリリースで、２０２２年度は新型コロナウイルスワクチンとその治療によって、５４０億ドルもの収益をあげるとの予測を発表した。

ここに挙げた数字は、２０２１年11月16日、17日、18日に開催された、医薬品企業の最高経営責任者が集まる年次ＳＴＡＴサミットで公表されたものである[13]。

要するに、各製薬会社はとてつもない利益をあげているのだが、当然といえば当然だ。収益をあげること自体は悪いことではない。ただし問題は、オックスファムがサイトに発表した文章の続きを読むとみえてくる。以下、引用しよう。

「ファイザー社、ビオンテック社、モデルナ社は、新型コロナウイルスとの戦いの枠組みで、80億ドル以上の公的資金を受け取っている。それなのにこれらの企業は、共通の善より自社の経済的利益を優先している。公的資金を受け取ったにもかかわらず、各製薬会社はワクチンに製造原価の少なくとも5倍の代金を設定し、莫大な利潤を入手し続けている。加えて、これら三大企業はノウハウや技術を発展途上国と共有することをかたくなに拒否している。後者は、ワクチンを製造するための有能な生産システムをもち合わせているにもかかわらず」。

ファイザー社の最高経営責任者アルバート・ブーラにとって、新型コロナウイルスワクチンのつくり方を共有してほしいという要望は、「ナンセンスで、危険」なのである。

危険とは、どういう意味なのか？　製造に関するノウハウや技術を共有することが危険というのは、ファイザー社の株主以外の誰にとって危険なのだろう？

しかし、問題はこれで終わらない。イギリスの経済紙『フィナンシャル・タイムズ』２０２１年8月1日付の記事によると、ファイザー・ビオンテック社とモデルナ社は、ヨーロッパでのワクチン価格を値上げした(14)。

こうして、ファイザー・ビオンテック社の1用量あたりの価格は15・50ユーロから19・50ユーロに、モデルナ社は19・50ユーロが21・50ユーロになった。この交渉により、値上がり幅は1回目のワクチンに対して25パーセント、2回目に対して13パーセントになった。２０２２年10月24日、ファイザー社がさらに値上げを行い、そのときは1用量あたり130ドルになったのだ[15]！
ところで、ファイザー・ビオンテック社のワクチン1用量あたりの原価はわかるのだろうか？　科学誌『ワクチン』2020年12月号に掲載された、イギリス屈指の理工系名門大学インペリアル・カレッジ・ロンドンの研究によると、たったの61サンチーム[16]！（100サンチームが1ユーロ）
ただしこの価格に計上されているのは原材料と生産手段だけで、製品の仕上げ段階の費用は含まれていない。つまり、ワクチンの容器やパッケージなど最終的な製品まわりにかかる費用である。この点について、フランスの月刊誌『経済的な代替手段』がインペリアル・カレッジ・ロンドンに問い合わせた。
「概算では、mRNA（メッセンジャーRNA）ワクチン1個の充填と仕上げにかかる費用は、10用量入りの容器1個につき27セントです」と答えたのは、工学部の主任で、これらの質問に対応したニライ・シャー教授だ。したがって、ファイザー・ビオンテック社のワクチン原価は0・88ドル、モデルナ社のワクチン原価は2・29ドルになると推定される。

コロナワクチン開発に際し、80億ドル以上の公的資金を得ている

それとは別に、ワクチンの価格はこれだけでは終わらない要因がある。これに関しては、先の研究をしたインペリアル・カレッジ・ロンドンの研究者ゾルタン・キスがフランスの夕刊紙『ル・モンド』２０２１年６月９日号の記事で説明していた。「ワクチンの最終的な価格にはほかの要素も含まれる。たとえば研究開発、臨床試験、発送、知的財産権、裁判にかかる費用、などだ。それに加えなければいけないのは、販売価格における利潤である。実際、これらの企業の一部はここ10年間、mRNAワクチンのプラットフォーム（技術パイプラインを使用して、複数のワクチンを開発し大規模生産を促進すること）の技術開発に、何十億ドルも投資してきたのだ[17]」。

この説明は正当にみえる。たしかに、ワクチンは容器と中身だけで成り立っているわけではない。各製薬会社を弁護するためにいうと、ワクチンの原価に付加する費用はほかにもある。特許出願だ。特許とは発見や発明を保護するもので、それにかかる費用を無視することはできない。つまり、特許出願にはけっこうな費用が必要ということだ。

ちなみに、モデルナ社およびファイザー・ビオンテック社のｍＲＮＡワクチンの特許出願には、それぞれ７５００万ドルもの費用がかかった。ただし――。

①　これらの特許は、コロナウイルス流行のかなり前、正確には２００５年に出願されていた。

②　これら二つの製薬会社は、新型コロナワクチン開発のために、それぞれ80億ドル以上の公的資金を受け取っていた……まるで私たちが二重取りされているような印象を受けるのは、間違っているだろうか？

余談だが、フランスが２０２１年度に新型コロナワクチンに使った社会保障費は、健康保険支出警告委員会によると、46億ユーロ以上だった[18]。この数字には、巨大製薬会社に支払った費用も、ワクチンキャンペーンなどの費用も含まれていない。それでも、この総額が正当化されている。

少なくとも、当時の予算担当大臣オリヴィエ・デュソプトはこう明言している。「我々はワクチン接種にかかる費用を絶対に出し惜しみしない。これはフランス人ならびに各製薬会社にとって、考えられうる最良の投資である[19]」。

では実際にワクチン接種によって、フランスに新型コロナウイルス感染者はいなくなったのだろうか？　もちろん、答えは「NO」だ。フランスだけでなく、世界中で同じことがいえるだろう。

2023年1月7日時点で、フランスでは1日あたりの新規感染者が32万8214人にのぼっている[20]。果たしてワクチンは本当に「考えられうる最良の投資」だったのだろうか？

(1) https://www.cdc.gov/opioids/data/analysis-resources.html
(2) https://www.justice.gov/usao-vt/pr/purdue-pharma-lp-pleads-guilty-federal-felonies-relating-sale-and-marketing-prescription
(3) https://www.legifrance.gouv.fr/juri/id/JURITEXT000045388367?dateDecision=&init=true&page=1&query=victime&searchField=ALL&tab_selection=juri
(〃) https://www.lefigaro.fr/actualite-france/levothyrox-le-laboratoire-merck-annonce-sa-mise-en-examen-pour-tromperie-aggravee-20221019
(4) https://www.justice.gov/opa/pr/justice-department-announces-largest-health-care-fraud-settlement-its-history
(〃) https://www.sec.gov/Archives/edgar/data/78003/000007800309000189/x990902.htm
(5) https://www.sec.gov/news/press-release/2012-2012-152htm
(〃) https://www.lemonde.fr/economie/article/2012/08/07/accusations-de-corruption-pfizer-va-regler-pour-60-millions-de-dollars_1743442_3234.html
(6) https://www.lesechos.fr/2007/07/pfizer-le-nigeria-depose-une-nouvelle-plainte-552906
(7) https://assets.publishing.service.gov.uk/media/594240cfe5274a5e4e00024e/phenytoin-full-non-confidential-decision.pdf
(8) https://www.telegraph.co.uk/news/2022/11/26/pfizers-ceo-rapped-regulator-making-misleading-statements-childrens/?utm_content=telegraph&utm_medium=Social&utm_campaign=Echobox&utm_source=Twitter#Echobox=1669540426
(9) https://www.lexpress.fr/informations/coeur-le-triple-scandale_599370.html
(10) https://www.lesechos.fr/industrie-services/pharmacie-sante/crise-des-opioides-johnson-johnson-ecope-dune-amende-de-572-millions-de-dollars-1126707
(11) https://www.ema.europa.eu/en/documents/assessment-report/comirnaty-epar-public-assessment-report_en.pdf
(〃) https://archive.org/details/Pfizer-vaccine-nonclinical/page/n29/mode/2up
(12) https://www.senat.fr/rap/r21-659/r21-6591.pdf
(13) https://www.oxfamfrance.org/financement-du-developpement/pfizer-biontech-et-moderna-les-benefices-des-industries-pharmaceutiques-nont-pas-connu-la-crise/#:-:text=Les%20derniers%20chiffres%20de%20la)dollars%20par%20seconde%20en%202021
(14) https://www.ft.com/content/62c225f5-0652-4acd-977b-99fb357dbd3f
(15) https://www.lequotidiendupharmacien.fr/exercice-pro/politique-de-sante/etats-unis-le-vaccin-comirnaty-passera-de-30-130-dollars-lan-prochain
(〃) https://www.reuters.com/business/healthcare-pharmaceuticals/pfizer-covid-vaccine-price-hike-seen-giving-revenue-boost-years-2022-10-21/
(16) https://www.lemonde.fr/les-decodeurs/article/2021/06/09/covid-19-de-la-recherche-au-flacon-comprendre-le-prix-d-un-vaccin_6083481_4355770.html
(17) Ibid
(18) Ibid
(19) https://www.lesechos.fr/economie-france/social/covid-les-vaccins-couteront-plus-de-3-milliards-deuros-a-la-securite-sociale-en-2021-1287367

(20) https://www.lepoint.fr/sante/covid-19-le-nombre-de-cas-quotidiens-repasse-au-dessus-de-300-000-07-01-2022-2459616_40.php#11

おわりに

みなさんは覚えているはずだ。コロナワクチンの接種に関しては、世界の多くの国家元首が繰り返し「義務」ではないと宣言していた。しかし現実は、巧妙な方法で「義務」とされたのだ。銃で脅されてワクチン接種を強制された人は誰一人いなかったが、接種をしないと社会生活が送れなくなり、職場に行けず、さらには解雇までされるのは、形を変えた「義務」である。

子どもに関しては、各国政府は異なる方法をとった。子どもに「ワクチンを打たないなら、学校へ行くな」というのは難しく、課外活動や病院・歯科医へ行くなともいいにくい。子どもの親たちからも反感を買い、抗議活動につながりかねない。

2021年12月15日、アメリカの科学誌『ジャーナル・オブ・アメリカン・メディカル・アソシエーション』に掲載された研究では、両親に子どもへのワクチン接種に賛成するかどうかを問いかけている。その回答は多くを物語る。

「5～11歳の子どもをもつアメリカの親のうち、新型コロナワクチンを接種させると答えたのはわずか27パーセント、対して30パーセントは受けさせないと答え、残りの約30パーセントが『様子をみてから』決めると答えている」[1]。

これをみると、どの政府も子どもへのワクチン接種にプレッシャーをかけていないことがわかるが、それでもいくつかの国ではすでに子どもたちにワクチンが接種され、これから本格的に接種をスタートさせる国もある。

2022年7月30日、科学誌『ワクチン』で別の研究が発表された。今度はサウジアラビアで、親に子どもの新型コロナワクチン接種に対する考えを聞いているのだが、興味深いのは質問の中身だ――「新型コロナワクチン接種は大人より子どものほうが危険だと思いますか?」[2]。結論は、「全体で1463人の親にヒアリングした結果、30・6パーセントが、新型コロナワクチンは大人より子どもにとって危険だと答えた」。

したがってサウジアラビアでも、子どもにとってワクチン接種が危険なものだと考える親は多いようだ。

２０２１年1月16日、フランスの調査会社エラブによると、フランス在住の親の70パーセントが、我が子へのワクチン接種に反対だといっている(3)。

最後に２０２２年1月24日、科学誌『ワクチン』に掲載された、中国の研究が非常に興味深い。というのもこれはメタ分析（複数の研究の結果を統合し、より高い見地から分析すること）で、29ヵ国のデータが収集されているからだ。その内容は、「世界で子どもへの新型コロナワクチン接種を受け入れた両親および保護者は、概算で61・40パーセント」(4)。つまり、調査対象となっているすべての国籍を合わせて、40パーセント近くの両親が子どもへのワクチン接種に反対していることになる。これは無視できない数字である。

各国首脳は、ｍＲＮＡワクチン接種を子どもたちに働きかけるのは難しいことがわかっていた。なぜならまず、子どもたちは新型コロナウイルスによって死亡することがなく（まれなケースは別）、とくに子どもには自身の免疫があることをつかんでいたことと、さらには、このワクチンが子どもの健康によいことを示す研究がいっさい存在しないからである。

ちなみに、アメリカ疾病対策センター（CDC）によると、モデルナ社またはファイザー社のワクチンを1、2回接種した子どもたちはその後、10パーセントが健康に悪影響を受けている[5]。同じく、100人に1人か2人の赤ん坊は副作用に苦しみ、医療支援を受けている[6]。これはモデルナ社が1761人の赤ん坊を対象に行った臨床試験の結果で、アメリカ食品医薬品局（FDA）によって報告されたものである。

さらにいえば、もっと年齢の高い子どもたちにリスクがあることもわかっている。CDCが2020年12月14日から2021年7月16日のデータを集めた最初の報告書によると、12〜17歳の若者14人がすでに亡くなっているのだ[7]。

それにもかかわらず、アメリカは強行突破している。2022年6月15日、FDAは、生後6ヵ月から11歳の子どもへの接種を許可した。この許可は即座にCDC所長ロシェル・ワレンスキーに引き継がれた。CDCで何年間もワクチンの安全性を監視していたはずの彼女は、プレスリリースで、幼児のワクチン接種が話題になったことに満足しているようだ（ロシェル・ワレンスキーは2023年6月末で退任）。

「私たちは何百万という両親が（…中略…）幼い子どもたちにワクチンを受けさせたいと願っているのを知っている。今回の決断でそれができるようになる」[8]。

一方、ファイザー社でワクチンの研究・開発部門の責任者だったキャサリン・ヤンセンは、職を辞した直後の２０２２年11月11日、科学誌『ネイチャー』で次のように告白した。

「私たちは、まだ製造途中の飛行機を操縦していた」[9]。

いまｍＲＮＡについてすべてを知ったみなさん、あなたの子どもにこれまで通り新型コロナワクチンを接種させますか？

そしてあなたは？　このまま定期的にこのワクチン接種を受け続けますか？

(1) https://jamanetwork.com/journals/jama/fullarticle/2787289

(2) https://www.mdpi.com/2076-393X/10/8/1222

(3) https://www.bfmtv.com/sante/covid-19-7-parents-sur-10-opposes-a-la-vaccination-de-leur-enfant_AN-202112160120.html

(〃) https://www.sudouest.fr/sante/coronavirus/covid-19-7-parents-sur-10-sont-opposes-a-la-vaccination-de-leur-enfant-7370374.php

(4) https://pubmed.ncbi.nlm.nih.gov/35214638/

(5) https://www.cdc.gov/mmwr/volumes/71/wr/mm7135a3.htm?s_cid=mm7135a3_x

(6) https://www.fda.gov/media/159157/download

(7) https://www.cdc.gov/mmwr/volumes/70/wr/mm7031e1.htm

(8) https://www.cdc.gov/media/releases/2022/s0618-children-vaccine.html

(9) https://www.nature.com/articles/d41573-022-00191-2

詩想社新書

詩想社新書発刊に際して

詩想社は平成二十六年二月、「共感」を経営理念に据え創業しました。なぜ人は生きるのかを考えるとき、その答えは千差万別ですが、私たちはその問いに対し、「たった一人の人間が、別の誰かと共感するためである」と考えています。

人は一人であるからこそ、実は一人ではない。そこに深い共感が生まれる――これは、作家・国木田独歩の作品に通底する主題であり、作者の信条でもあります。

私たちも、そのような根源的な部分から発せられる深い共感を求めて出版活動をしてまいります。独歩の短編作品題名から、小社社名を詩想社としたのもそのような思いからです。

くしくもこの時代に生まれ、ともに生きる人々の共感を形づくっていくことを目指して、詩想社新書をここに創刊します。

平成二十六年

詩想社

アレクサンドラ・アンリオン＝コード（Alexandra Henrion Caude）

イギリス・フランス両国籍をもつ遺伝学者。元フランス国立衛生医学研究所主任研究員。1969年生まれ。
パリ・ディドロ大学で遺伝学の博士号を取得し、ハーバード大学医科大学院で神経内科医として働いたのち、2019年までフランス国立衛生医学研究所（INSERM）の主任研究員として数多くの研究チームを率いた。主な研究分野はRNAおよび遺伝性疾患。ミトコンドリアマイクロRNAに関する研究の第一人者として国際的に認められている。
RNA研究の権威として、新型コロナワクチンの本当の安全性、有効性を指摘した本書は、フランス国内で瞬く間に16万部を超えるベストセラーとなり、世界各国で続々と翻訳・出版されている。

鳥取絹子（とっとり　きぬこ）

フランス語翻訳家、ジャーナリスト。お茶の水女子大学卒業。訳書に『素顔のココ・シャネル』、『ウクライナ現代史』（河出書房新社）、『大人のギフテッド』（筑摩書房）など多数。

詩想社
― 新書 ―

39

コロナワクチン
その不都合な真実

2023年12月25日　第1刷発行
2024年 3 月25日　第4刷発行

著　　者　アレクサンドラ・アンリオン＝コード
訳　　者　鳥取絹子
発 行 人　金田一一美
発 行 所　株式会社 詩想社
〒151-0073　東京都渋谷区笹塚1―57―5 松吉ビル302
TEL.03-3299-7820　FAX.03-3299-7825
E-mail info@shisosha.com

D　T　P　中央精版印刷株式会社

印刷・製本　中央精版印刷株式会社

ISBN978-4-908170-34-8